$\int$Stb

Es gibt zahlreiche ätherische Öle, die mittlerweile auf vielfältigen Wegen bezogen werden können. Damit Sie den Überblick behalten und stets wissen, wann Sie welches Öl anwenden können, halten Sie hiermit das richtige Nachschlagewerk in der Hand: Alphabetisch geordnet finden Sie in diesem Buch über 200 ätherische Öle und Basisöle, Angaben darüber, wie sie wirken, in welcher Situation sie angewendet werden können, und auch Hinweise, wann Vorsicht geboten ist. Bei den Anwendungsvorschlägen erfahren Sie u. a., wie Wickel und Kompressen bereitet werden oder eine Inhalation durchgeführt wird. Der alphabetische Index der Symptome und Krankheitsbilder hilft bei der Wahl des richtigen Öls.

Markus Schirner, Jahrgang 1957, beschäftigt sich seit fast dreißig Jahren intensiv mit grenzwissenschaftlichen Themen, Alternativkonzepten zu herrschenden Paradigmen und der Wiederbelebung vergessener Traditionen. Neben seinem Verlag, dessen Programm er nach diesen Eckpunkten mitgestaltet, ist er auch Inhaber zweier Buchhandlungen, in denen diesen Themen weite Bereiche eingeräumt sind. Seit 1993 ist er Lehrer für Kinesiologie und Touch for Health.

Markus Schirner

Aroma-Öle

Beschreibung und Anwendung

von über 200 ätherischen Ölen

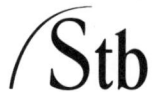

ISBN 978-3-8434-4496-5

Als Vorlage diente die 2. Auflage, erschienen 2007 im Schirner Taschenbuch.

1. Auflage 2011

Umschlaggestaltung: Murat Karaçay, Schirner,
unter Verwendung des Motivs # 5099813, www.fotolia.de
Satz: Bastian Rittinghaus, Schirner
Printed by: FINIDR, Czech Republic

www.schirner.com

Inhalt

Zur Beachtung

Die hier zur Verfügung gestellten Informationen sollen Ihnen als Unterstützung dienen, damit Sie – zusammen mit Ihrem Arzt oder Heilpraktiker – eigenverantwortliche Entscheidungen in Gesundheitsfragen treffen können. Bei gesundheitlichen Störungen sollten Sie die vorgestellten Methoden erst nach Absprache mit Ihrem Arzt oder Heilpraktiker anwenden, sie bieten keinen Ersatz für eine von diesem verordnete Behandlung. Weder Autor noch Verlag übernehmen für eventuelle Schäden, die aus den im Buch erteilten Hinweisen entstehen, eine Haftung.

Einleitung

Was sind ätherische Öle? Ätherisch leitet sich vom griechischen aiter, d. h. hohe Luft, ab und bedeutet himmlisch und leicht flüchtig. Jedes Öl hat seine eigene Duftpersönlichkeit, seinen eigenen Charakter, seine eigene feinstoffliche Energie. Diese Öle bergen Duftstoffe, die in Form von sehr kleinen Öltröpfchen in verschiedenen Pflanzenteilen (wie Blüten, Blättern, Stängeln, Samen, Holz oder Wurzeln) eingelagert sind. Diese werden den Pflanzen durch verschiedene Verfahren entzogen, um sie dem Menschen zugänglich zu machen.

Ätherische Öle sind hoch konzentriert und sollten deshalb nie unverdünnt verwendet werden. Sie können Allergien, Hautreizungen und, innerlich eingenommen, sogar starke Vergiftungen hervorrufen – deshalb sollten sie immer für Kinder unzugänglich aufbewahrt werden! Richtig angewendet verursachen ätherische Öle keine Nebenwirkungen.

Die Aromatherapie verträgt sich sehr gut mit der Bachblütentherapie. Bei der homöopathischen Behandlung kann die Therapie mit ätherischen Ölen die Wirkung der homöopathischen Mittel in manchen Fällen teilweise wieder aufheben. Die Therapie mit ätherischen Ölen basiert auf der Erweckung der Lebenskraft und der Aktivierung der Selbstheilungskräfte im Menschen. Die Öle wirken in den tiefsten Schichten von Körper, Geist und Seele, wo sie die psychischen sowie physischen Vorgänge regulieren können. Sie stärken die natürlichen Abwehrkräfte und normalisieren wichtige Funktionen unseres Körpers. Die Öle können selbst nicht heilen, sondern unterstützen die Heilung, indem sie unser inneres Gleichgewicht wiederherstellen. – Ist die Seele gesund, folgt der Körper von alleine nach.

Ätherische Öle gelangen über die Haut und über das Bindegewebe in unser Lymph- bzw. in unser Blutkreislaufsystem, von wo sie jede

Stelle des Körpers erreichen. Über die Nase aufgenommen, können sie umgehend auf unser Gemüt und unsere geistige Verfassung Einfluss nehmen. Von Therapeuten richtig eingesetzt, erzielen sie auch innerlich eingenommen beträchtliche Wirkung. Sie werden über Niere und Lunge leicht wieder ausgeschieden.

Düfte tragen Informationen – sie können uns unbewusst beeinflussen, sodass wir anders urteilen oder handeln, als wir das unbeeinflusst tun würden. Sie übertragen Stimmungsbilder auf unser Wesen, die meist nicht vom Verstand kontrolliert werden. Jedes Öl enthält die Lebenskraft, Schwingung und das Kraftfeld der Pflanze, aus der es gewonnen wird, in konzentrierter Form. Diese feinstofflichen Energien und Schwingungen wirken sich entsprechend auf unsere eigenen feinstofflichen Energiezentren und Energiekörper aus.

Dieses Buch soll Ihnen einen Überblick über alle ätherischen Öle verschaffen. Ausführliche Hintergründe zu Aromatherapieverfahren, Anbau, Gewinnungs- und Herstellungsverfahren finden Sie in entsprechenden Fachtiteln (siehe Literaturliste). Die Aromatherapie sollte im Übrigen nur in den wenigsten Fällen alleinige Therapie sein, sondern andere Therapien unterstützen und ergänzen.

Der Einkauf von ätherischen Ölen

Seien Sie beim Einkauf von ätherischen Ölen qualitätsbewusst, und beachten Sie folgende Grundsätze:

Reine Öle

Es sollte immer ein 100% reines, natürliches ätherisches Öl sein. Naturidentische Öle sowie Parfümöle sind zwar um einiges günstiger, haben jedoch auf keinen Fall die therapeutische Wirkung der reinen Öle und können sich sogar schädlich auswirken.

Botanischer Name

Achten Sie immer auf den vollständigen, richtigen offiziellen botanischen Namen sowie die korrekte Handelsbezeichnung (Beispiele: ein natürliches ätherisches Bergamotteöl ist etwas anderes als ein naturidentisches Bergamotteöl bzw. ein Bergamotte-Parfümöl; oder Lavendula officinalis ist etwas anderes als Lavendula hybrida – beides sind Lavendelpflanzen, aber mit unterschiedlicher Wirkung, und beide können als »Lavendelöl« verkauft werden). Leider gibt es viele Produkte, die den gleichen Namen führen, jedoch andere Inhaltsstoffe haben und entsprechend andere oder überhaupt keine der erwünschten Wirkungen zeigen.

Anbauweise

Die meisten Öle werden als Pflanze konventionell angebaut und können Rückstände von Insektenvernichtungsmitteln und Düngemitteln aufweisen. »Rückstandskontrollierte Öle« sind meist frei von diesen Zusätzen. Aus kontrolliert biologischem Anbau und aus ökologisch orientierter Landwirtschaft stammen »kbA«-Öle; sie sind garantiert frei von Giften wie eben Pestiziden. Ebenso ist dem konventionellen Anbau die »Wildsammlung« vorzuziehen, da auch hier davon auszugehen ist, dass in der freien Natur nicht zielgerichtet mit Giften gearbeitet wird.

Herkunftsland

Der Ort, an dem eine Pflanze wächst, spielt oft eine ausschlaggebende Rolle. Geophysikalische Einflüsse – z. B. der richtige oder falsche Boden für die jeweilige Pflanze oder zu viel oder zu wenig Sonne – ändern die Wirkkraft und -intensität einer Pflanze und haben so einen direkten Einfluss auf die Qualität der Pflanze bzw. des aus ihr gewonnenen ätherischen Öls. Dort, wo eine Pflanze von Natur aus wächst, ist sie immer am stärksten.

Die Haltbarkeit von ätherischen Ölen

Ätherische Öle sollten immer in Braun- oder Blauglasflaschen aufbewahrt sowie sonnen- und lichtgeschützt bei etwa + 8°C gelagert werden. Unter diesen Voraussetzungen halten Öle aus Zitrusfrüchten sowie aus Nadelhölzern im Schnitt ein bis anderthalb Jahre, während alle anderen ätherischen Öle immer besser und ausgereifter werden, je älter sie werden.

Die Auswahl der Öle

Die Entscheidung darüber, welche Öle Sie anwenden, sollten Sie nach Möglichkeit Ihrer Nase überlassen. Ihr Körper weiß am besten, welches Öl ihm guttut. Dies zeigt er auf ganz eindeutige Weise, und zwar indem er alles für uns Nichtzuträgliche als »unangenehm riechend« und alles Wohltuende als »wohlduftend« einstuft. Daher rührt auch das bei jedem Menschen andere und zu verschiedenen Zeiten unterschiedliche Geruchsempfinden.

Suchen Sie sich im angefügten Register die Gruppe der Öle heraus, die Sie entsprechend deren Wirkungen oder Ihren Symptomen benötigen (oder erfragen Sie sie bei Ihrem Therapeuten) und »erschnuppern« Sie unter dieser Auswahl Ihre persönlichen Favoriten.

Allergietest

Ätherische Öle können stark hautreizend wirken und bei verschiedenen Menschen bzw. Hauttypen allergische Reaktionen hervorrufen. Aus diesem Grund empfiehlt es sich, vor der Anwendung in Form von Massagen, Einreibungen, Bädern oder Wickeln einen Allergietest durchzuführen.

Nehmen Sie dazu maximal ein Viertel bis die Hälfte von einem Tropfen des jeweiligen Öles, und reiben Sie es in Ihre Armbeuge. Sollten Pusteln oder Rötungen auftreten, verzichten Sie auf den Gebrauch dieses Öls.

Die Anwendungsmöglichkeiten der ätherischen Öle finden Sie in einem gesonderten Kapitel ab Seite 269 beschrieben.

Die ätherischen Öle

Die Schwingungsebenen der ätherischen Öle

Kopfnote (Geistesebene)
schnell flüchtige Öle; hohe Frequenz; helle Farbe; Schwingung nach oben ausgerichtet; konzentrationsfördernd, aufhellend, stimmungshebend, erfrischend

Herznote (Seelenebene)
öffnende Schwingung; Blütendüfte; ausgleichend, harmonisierend, herzöffnend, sanfte Pastellfarben, herzanregend, kreislaufanregend, hautpflegend

Basisnote (Körperebene)
tiefe, zentrierte Schwingung; dunklere Farben; zusammenziehend, erdend, harzig, warm, schwer; atemvertiefend, stärkend, stabilisierend

Die Elemente der ätherischen Öle

Feuer (Widder, Löwe, Schütze)
heiß, dynamisch, kraftvoll, willensstark

Erde (Stier, Jungfrau, Steinbock)
fest, schwer, unbeweglich, strukturierend, gegenständlich

Luft (Zwillinge, Waage, Wassermann)
kalt, trocken, beweglich, abstrakt

Wasser (Krebs, Skorpion, Fische)
weich, feucht, empfindsam, gefühlsbetont, langsam, verträumt

Abies alba

(→Weißtanne)

Achilleskraut

(→Schafgarbe)

Ackerminze

(→Minzöl)

Agarholz (Oud)

Name:	Aquilaria agallocha
Vorkommen:	Burma, Indien, Kambodscha, Laos, Vietnam
Gewinnung:	Wasserdampfdestillation des klein geschnittenen Holzes
Duft/Geschmack:	holzig, würzig, balsamisch
Note:	Basis
Element:	Erde
Sternzeichen:	Stier
Planet:	Venus

Wirkung auf den Körper:
regulierend und entspannend auf den ganzen Organismus
Anwendung: keine bekannt

Wirkung auf die Seele:
entspannend, erdend, erotisierend, nervenberuhigend
Anwendung: bei Nervenüberreizung, Kreativitätsverlust, Wurzellosigkeit

Sonstiges:
gutes Meditationsöl

Ajowan

Name:	Trachyspermum copticum
Familie:	Apiaceae/Umbelliferae; Doldenblütler
Vorkommen:	Afghanistan, Ägypten, Indien, Persien
Gewinnung:	Wasserdampfdestillation der Samen
Duft/Geschmack:	krautig, würzig, thymianartig
Note:	Basis
Element:	Feuer
Sternzeichen:	Widder
Planet:	Mars

Wirkung auf den Körper:
antiseptisch, blähungsmindernd, verdauungsfördernd
Anwendung: bei Cholera, Darmbeschwerden; zur Desinfizierung

Wirkung auf die Seele:
keine bekannt
Anwendung: entfällt

Sonstiges:
für Aromatherapie und Hausgebrauch nicht zu empfehlen

Vorsicht!
Nicht während der Schwangerschaft anwenden; kann außerdem haut-
und schleimhautreizend wirken.

Akazienblüte (Cassie)

Name:	Acacia farnesiana
Familie:	Mimosaceae; Hülsenfrüchtler
	Fabaceae/Leguminosae; Schmetter-lingsblütler
Vorkommen:	Frankreich, Mittelmeerraum, Westindien
Gewinnung:	Extraktion (Auszug) mit Lösungs-mitteln (meist Hexan)
Duft/Geschmack:	blumig-süß bis balsamisch, weiblich
Note:	Herz
Element:	Wasser
Sternzeichen:	Krebs
Planet:	Mond

Wirkung auf den Körper:

antirheumatisch, antiseptisch, bronchienentspannend

Anwendung: zur Hautpflege (bei trockener Haut), Regeneration (als Massageöl)

Wirkung auf die Seele:

beruhigend, depressionsmildernd, erheiternd, leicht erotisierend, harmonisierend

Anwendung: bei Depressionen, nervöser Erschöpfung, Frigidität, nervösen Spannungen, stressbedingten Beschwerden

Sonstiges:

ideal für aphrodisische Bäder, zur Insektenabwehr

Vorsicht!

Nicht innerlich einnehmen.

Alant (Schlangenwurz, Helenenkraut, Odinskopf)

Name:	Inula helenium
Familie:	Asteraceae; Korbblütler
Vorkommen:	Asien, Europa, Nordamerika
Gewinnung:	Wasserdampfdestillation aus der getrockneten Wurzel und den Wurzelstöcken
Duft/Geschmack:	trocken, weich, holzig, honigartig
Note:	Basis
Element:	Erde
Sternzeichen:	Waage
Planet:	Venus

Wirkung auf den Körper:

adstringierend, antiseptisch, bakterienabtötend, blutdrucksenkend, entzündungshemmend, harntreibend, pilztötend, hustenreizlindernd, krampflösend, magenstärkend, schleimlösend, schweißtreibend, stärkend, wurmtreibend

Anwendung: bei Asthma, Bronchitis, Gallenblasenproblemen, trockenem Husten, Verdauungsstörungen

Wirkung auf die Seele:

keine bekannt

Anwendung: keine bekannt

Vorsicht!

Stark hautreizend, kann zu schweren allergischen Reaktionen führen.

Algenessenz

Name: Laminaria digitata
Vorkommen: Frankreich
Gewinnung: Co-Destillation des Krautes mit
pflanzlichen Trägerstoffen
Duft/Geschmack: würzig
Note: Basis
Element: Erde
Sternzeichen: Stier
Planet: Venus

Wirkung auf den Körper:
keine bekannt
Anwendung: keine bekannt

Wirkung auf die Seele:
Verbreitet würzige Seeluft im Raum.
Anwendung: keine bekannt

Amber

(→Styrax)

Amyris (westindischer Sandelholzbaum)

A

Name:	Amyris balsamifera
Familie:	Rutaceae; Rautengewächse
Vorkommen:	Westindische Inseln
Gewinnung:	Wasserdampfdestillation des zerkleinerten Holzes
Duft/Geschmack:	warm, herb-holzig, balsamisch
Note:	Herz/Basis
Element:	Erde
Sternzeichen:	Stier
Planet:	Venus

Wirkung auf den Körper:

antiseptisch, entzündungshemmend, keimtötend, krampflösend, magenharmonisierend, schleimlösend, wundheilend

Anwendung: bei Akne, Darmverstimmung, Ekzemen, Hautirritationen, trockener Haut, Magenverstimmung

Wirkung auf die Seele:

ausgleichend, beruhigend, erotisierend, inspirierend

Anwendung: bei Aggressionen, Angstzuständen, Befangenheit (emotionaler), Egoismus; verleiht schöpferische Energie, schenkt Entspannung, führt zur Harmonie zur spirituellen Öffnung, hilft gegen seelische Zwänge

Sonstiges:

gutes Meditationsöl

Angelikawurzel (Engelwurz)

Name:	Angelica officinalis
	Angelica archangelica = Erzengelwurz
	Angelica silvestris = Waldengelwurz
Familie:	Apiaceae/Umbelliferae; Doldenblütler
Vorkommen:	Mittel- und Osteuropa, Italien, USA,
	Ungarn, Belgien, Deutschland
Gewinnung:	Wasserdampfdestillation der Wurzel
Duft/Geschmack:	herb, bittersüß, aromatisch, erdig
Note:	Basis
Element:	Erde
Sternzeichen:	Skorpion
Planet:	Mars

Wirkung auf den Körper:

abwehrsteigernd, blähungsmindernd, blutreinigend, durchblutungsfördernd, krampflösend, magenstärkend, magensaftsekretionsfördernd, pilztötend, verdauungsanregend, wärmend

Anwendung: zum Aufbau der Abwehrkräfte, zur Ansteckungsvorsorge, Krebsvorsorge, Sedierung (Ruhigstellen) der Nebennieren; bei Angstzuständen, Appetitlosigkeit, Blähungen, Blasenentzündung, Blutarmut (Anämie), Bronchitis, Grippe, Hautreizungen, Herzschwäche, Husten, Infektionskrankheiten, Katarrh (chronischem, Inhalation!), Lähmungen, nervösem Magen, Magenschwäche, Magengeschwüren, Menstruationsbeschwerden, Migräne, Muskelschmerzen, Nasenpolypen, Neuralgie, Rachitis, rheumatischen Beschwerden, Raucherhusten, Rheuma, Übelkeit, Schwäche (körperlicher), Stirnhöhlenvereiterung; hilft gegen Vergiftung, Verschleimung, Verstopfung, Völlegefühl, Wechseljahresbeschwerden; als Harnwegsantiseptikum

Wirkung auf die Seele:

aufbauend, erdend, stabilisierend

Anwendung: bei Ängsten, Flugangst, Nervosität, Reisekrankheit, Unsicherheit, verleiht Ausdauer und Mut, stärkt das Durchhaltevermögen, hilft gegen Entscheidungsschwäche, verschafft Realitätsbezug, stärkt das Selbstvertrauen

Sonstiges:

Wurde im Mittelalter zur Geistervertreibung und gegen Hexen eingesetzt sowie als Schutz gegen die Pest.

Vorsicht!

Nicht bei Diabetes verwenden. Kann unter Sonneneinwirkung Lichtflecken auf der Haut verursachen.

Anissamen (Sternanis)

Name:	1. Pimpinella anisum;
	2. Illicium verum = Sternanis
Familie:	1. Apiaceae (Umbelliferare); Dolden-blütler
	2. Illiciaceae; Sternanisgewächse
Vorkommen:	Asien, Mittelmeerregion, Südeuropa, USA
Gewinnung:	Wasserdampfdestillation der Samen
Duft/Geschmack:	süß, warm, würzig, luftig
Note:	Kopf/Herz
Element:	Feuer/Wasser
Sternzeichen:	Waage
Planet:	Venus

Wirkung auf den Körper:

antiseptisch, anregend, auswurffördernd, blähungsmindernd, harntreibend, krampflösend, magenstärkend, milchbildend, schleimlösend, verdauungsfördernd, wärmend

Anwendung: bei Asthma, Bronchitis (auch chronischer), Brustverschleimung, Blähungen, Erregungszuständen von Herz und Kreislauf, Husten, Koliken, Kopfschmerzen, Magen- und Darmkrämpfen (zur Massage), Menstruationsbeschwerden, Migräne, Schlaflosigkeit, Schluckauf (trockenem), Schwindelanfällen, Verschleimung der Luftwege, Verspannungen; zur Mundhygiene (Gurgeln)

Wirkung auf die Seele:

ausgleichend, depressionsmildernd, harmonisierend
bei Albträumen, Angst, Depressionen, Disharmonie, Einsamkeitsgefühlen, Frigidität, Impotenz, Müdigkeit; fördert Toleranz

Sonstiges:

gegen Flöhe, Milben, Kopf- und Kleiderläuse

Vorsicht!

Nur in sehr geringer Dosis verwenden, sonst können Übelkeit und Schwindel die Folgen sein, das Nervensystem geschädigt und der Blutkreislauf verlangsamt werden. Nierenstörungen, Magenreizung oder Blutandrang im Gehirn können aufgrund des hohen Cumaringehalts eintreten. Nicht während der Schwangerschaft oder bei entzündlichen oder allergischen Hauterkrankungen verwenden.

Apfelsine

(→Orange)

Asant (Teufelsdreck, Stinkasant)

Name:	Ferula asafoetida
Familie:	Apiaceae; Doldenblütler
Vorkommen:	Ostiran
Gewinnung:	Wasserdampfdestillation der Wurzel
Duft/Geschmack:	bitter, scharf, süß-balsamisch, etwas knoblauchartig
Note:	Basis
Element:	Feuer
Sternzeichen:	Krebs
Planet:	Mond

Wirkung auf den Körper:
blähungsmindernd, blutdrucksenkend, nervenstärkend, krampflösend, verdauungsfördernd
Anwendung: bei Asthma (sehr gut), Blähungen, Blähungskoliken, Bluthochdruck, Bronchitis (sehr gut), Keuchhusten, Verstopfung, krampfartigen Zuckungen; zur Beruhigung des Herzens

Wirkung auf die Seele:
ausgleichend, beruhigend, erhitzend, stark erotisierend
Anwendung: bei Angst, nervöser Erschöpfung, Hysterie, sexueller Müdigkeit, stressbedingten Beschwerden; zur Anregung des Gehirns und Stärkung der Nerven

Sonstiges:
Riecht sehr intensiv; max. 1 Tropfen in die Aromalampe.

Atlaszeder

(→Zeder – Cedrus)

Azulen (blau)

(→Kamille, blau)

Baldrian (Tollkraut, Katzentollkraut)

Name:	Valeriana officinalis; Valeriana fauriei
Familie:	Valerianaceae; Baldriangewächse
Vorkommen:	Osteuropa
Gewinnung:	Wasserdampfdestillation der Wurzeln
Duft/Geschmack:	warm, holzig, balsamisch, süß, moosig
Note:	Basis
Element:	Feuer
Sternzeichen:	Jungfrau
Planet:	Merkur

Wirkung auf den Körper:

antibakteriell, blähungsmindernd, blutdrucksenkend, harnhemmend, krampflösend, magenstärkend, ausgleichend, schmerzstillend

Anwendung: bei spastischem Asthma, hohem Blutdruck, Cholera, Durchfall, Epilepsie, Fieber, rheumatischen Gliederschmerzen, nervösen Hautleiden, nervösen Herzbeschwerden, Herzklopfen, nervösen Kopfschmerzen, Magen- und Darmkrämpfen, Migräne, nervösen Verdauungsstörungen, rheumatischen Schmerzen, Schuppenflechte, Sodbrennen, Übelkeit, nervösem Zucken

Wirkung auf die Seele:

emotional entkrampfend, entspannend, schlaffördernd

Anwendung: bei Ängsten, Ruhelosigkeit, Halluzinationen, nervösen Stimmungsschwankungen, Schlaflosigkeit, geistiger Überanstrengung, innerer Unruhe

Vorsicht!

Sparsam verwenden. In hohen Dosen können Lähmungserscheinungen auftreten. Nicht über längere Zeit einnehmen – kann zu Abhängigkeitsgefühlen kommen und vereinzelt zu Allergien führen.

Balsambaum

(→Balsamtanne)

Balsamtanne (Balsambaum, Silbertanne, Gileadbalsam)

Name:	Abies balsamea
Familie:	Pinaceae; Kieferngewächse
Vorkommen:	Nordamerika
Gewinnung:	Wasserdampfdestillation der Nadeln und Sprosse
Duft/Geschmack:	balsamisch, süßlich, fruchtig
Note:	Basis
Element:	Erde
Sternzeichen:	Steinbock
Planet:	Saturn

Wirkung auf den Körper:

abführend, antiseptisch, auswurffördernd, harntreibend, hustenreizlindernd, narbenbildend, schleimlösend, wurmtreibend

Anwendung: bei Asthma, Blasenentzündung, Bronchitis, rauhem Hals, Hämorrhoiden, Herzschmerzen, Keuchhusten, Nasenbluten, Verbrennungen; zur Wundheilung

Wirkung auf die Seele:

aufbauend, beruhigend, depressionsmildernd, erdend, stärkend

Anwendung: bei Antriebslosigkeit, Depressionen; verleiht Ausdauer, Mut und Stärke

Balsamterpentin

(→Meerkiefer)

Baltimore-Öl

(→Wurmsamen)

Basilikum

Name:	Ocimum basilicum
Familie:	Lamiaceae; Lippenblütler
Vorkommen:	Ägypten, Frankreich, Italien
Gewinnung:	Wasserdampfdestillation des Krautes
Duft/Geschmack:	frisch, scharf, süßlich, grün, nelkenartig
Note:	Kopf
Element:	Erde
Sternzeichen:	Skorpion
Planet:	Mars

Wirkung auf den Körper:

antibakteriell, blähungsmindernd, hautklärend, juckreizlindernd, krampflösend, schleimlösend, virenbekämpfend

Anwendung: bei Atembeschwerden, Bauchspeicheldrüsenerkrankung, Bronchitis, Darmproblemen, Gallenbeschwerden, Husten, Insektenstiche, Keuchhusten, Kopfschmerzen, Lähmungen, Leberbeschwerden, Magenbeschwerden, Menstruationsbeschwerden, Migräne, Schluckauf, Stirn- und Nebenhöhlenverstopfung, Übelkeit, zur Verbesserung der Haut (Spannkraft und Geschmeidigkeit), zur Stimulation (Anregung) der Nebennierenrinde

Wirkung auf die Seele:

depressionsmildernd, stark konzentrationsfördernd, gedächtnisstärkend

Anwendung: bei Angst, geistiger Erschöpfung, Gehirnstimulation, Hysterie; stärkt die Intelligenz, das Nervensystem; hilft gegen Melancholie, geistige Unausgeglichenheit, Reisekrankheit

Sonstiges:
zur Insektenabwehr

Vorsicht!
Nicht während der Schwangerschaft anwenden. Nicht für Epileptiker geeignet.

Bay (Westindischer Lorbeer)

Name:	Pimenta racemosa; Pimenta acris
Familie:	Myrtaceae; Myrtengewächse
Vorkommen:	Asien, Ostafrika, Venezuela
Gewinnung:	Wasserdampfdestillation der Blätter und Früchte
Duft/Geschmack:	warm, würzig, nelkenartig, männlich-herb
Note:	Basis
Element:	Erde
Sternzeichen:	Schütze/Krebs
Planet:	Jupiter

Wirkung auf den Körper:

abwehrsteigernd, durchblutungsfördernd, haarwuchsfördernd, hautregenerierend, hautreinigend

Anwendung: Blutdruck (niedriger), Bronchialerkrankungen, grippale Infekte, Haarpflege, Haarwuchs, Haut (müde und welke), Hautregeneration

Wirkung auf die Seele:

anregend, ausgleichend, energiefördernd, nervenberuhigend, nervenstärkend, wärmend

Anwendung: Antriebslosigkeit, nervöse Erschöpfung, gegen emotionale Kälte, fördert den Optimismus

Beifuß (Besenkraut, Gänsekraut, Edelraute, Weiberkraut)

Name:	Artemisia vulgaris
Familie:	Asteraceae (Compositae); Korbblütler
Vorkommen:	Amerika, Europa, Nordasien
Gewinnung:	Wasserdampfdestillation des Krautes
Duft/Geschmack:	weich, aromatisch, herb, balsamisch
Note:	Basis
Element:	Erde
Sternzeichen:	Skorpion
Planet:	Mars

Wirkung auf den Körper:

appetitanregend, blähungsmindernd, blutbildend, desinfizierend, entzündungshemmend, fiebersenkend, galletreibend, harntreibend, krampflösend, magenstärkend, menstruationsfördernd, schleimlösend, schweißtreibend, verdauungsfördernd, wurmtreibend

Anwendung: bei geschwächtem Allgemeinzustand, Blutarmut, Durchblutungsstörungen von Füßen und Beinen, Epilepsie, Gallenstörungen, Gelenk- und Gliederschmerzen, Kopfschmerzen, Leberstörungen, Magen-Darm-Beschwerden, Menstruationsbeschwerden, Sodbrennen; zur Verbesserung der Hautdurchblutung

Wirkung auf die Seele:

konzentrationsfördernd, schlaffördernd, beruhigend

Anwendung: bei Abgespanntheit, Müdigkeit, nervlicher Überreizung, Überanstrengung

Sonstiges:

Wurde als Abwehrzauber gegen Hexen verwendet sowie als Schutz gegen Böses und Gefahr.

Vorsicht!

Nicht während der Schwangerschaft anwenden. Nicht geeignet für Epileptiker. Nicht innerlich einnehmen, äußerlich nur stark verdünnt anwenden.

Benzoe (Siam/Sumatra)

Name:	Styrax tonkinensis; Styrax benzoin
Familie:	Styraceae; Storaxbaumgewächse
Vorkommen:	Borneo (Kalimantan, Indonesien), Java, Sumatra, Thailand
Gewinnung:	Wasserdampfdestillation sowie Extraktion (Auszug) mit Alkohol aus dem Harz
Duft/Geschmack:	sinnlich, süßlich, sirupartig, leicht vanilleartig
Note:	Basis
Element:	Wasser/Erde
Sternzeichen:	Schütze
Planet:	Venus

Wirkung auf den Körper:

adstringierend, antiseptisch, blähungsmindernd, blutstillend, geruchs-neutralisierend, entzündungshemmend, harntreibend, hautpflegend, herzstärkend, krampflösend, kreislaufanregend, narbenbildend, oxida-tionshemmend, schleimlösend, wundheilend

Anwendung: bei Arthritis, Asthma, Bronchitis, Durchblutungsstörun-gen, Erkältung, Ekzemen, Geschwüren, Gicht, Harnwegsinfektionen, Hautpigmentstörungen, Herzschwäche, Hautreizung, rissiger und aufgesprungener Haut, Heiserkeit, Husten, Kehlkopfentzündungen, Keuchhusten, Koliken, Krupphusten, Wunden (eiternden)

Wirkung auf die Seele:

leicht depressionsmildernd, entspannend, harmonisierend, euphori-sierend (in Hochstimmung versetzend), sinnlich

Anwendung: bei Depressionen, Nervenüberreizung, Trauer; verleiht das Gefühl von Wärme und Schutz, stärkt geistige Fähigkeiten, fördert die Auffassungsgabe

Bergamotte

Name:	Citrus bergamia; Citrus aurantium
Familie:	Rutaceae; Rautengewächse
Vorkommen:	Afrika, Italien, Kalifornien, Südeuropa
Gewinnung:	Kaltpressung der grünen Schale
Duft/Geschmack:	feiner Zitrusduft, fruchtig
Note:	Kopf
Element:	Luft
Sternzeichen:	Zwillinge/Wassermann
Planet:	Merkur/Sonne

Wirkung auf den Körper:

abführend, anregend, antiseptisch, entgiftend, blähungsmindernd, geruchsneutralisierend, durchblutungsfördernd, fiebersenkend, harntreibend, hautpflegend, hauterneuernd, hautstraffend, krampflösend, magenstärkend, parasitentötend, schleimlösend, schmerzlindernd, stärkend, verdauungsfördernd, virenbekämpfend, wundheilend, wurmtreibend

Anwendung: bei Abszessen, Akne, Appetitlosigkeit, Blasenentzündung, Blasenschwäche, Darmparasiten, Fieber, Gallensteinen, grippalen Infekten, Halsentzündung, Hautunreinheiten, Herpes, Koliken, Krätze, Krampfadern, Magen- und Darmverstimmung, Mundgeruch, Mandelentzündung, Scheidenpilz, Schwangerschaftsstreifen, Zellulitis, zur Wundheilung und Wundpflege; fördert die Bildung von Verdauungsenzymen

Wirkung auf die Seele:

depressionsmildernd, stimmungsaufhelllend, stressabbauend

Anwendung: bei Depressionen, gegen Gefühlsschwankungen, schenkt Heiterkeit, fördert die Konzentration, bei psychischer Unausgeglichenheit, Niedergeschlagenheit, Schlafprobleme, verleiht Mut und Selbstvertrauen, stärkt das geistige Potenzial, aktiviert die »Lichtkräfte«

Sonstiges:
zur Insektenabwehr

Vorsicht!
Nicht beim Sonnenbaden verwenden. Lichtflecken auf der Haut und eventuell leicht allergische Hautreaktionen sind dann möglich.

Bergamotteminze

Name:	Mentha citrata
Familie:	Labiatae/Lamiaceae; Lippenblütler
Vorkommen:	Frankreich
Gewinnung:	Wasserdampfdestillation des Krautes
Duft/Geschmack:	zart, fruchtig, süßlich, sanft, minzig
Note:	Kopf
Element:	Luft
Sternzeichen:	Wassermann
Planet:	Uranus

Wirkung auf den Körper:
antiseptisch, fiebersenkend, magenstärkend
Anwendung: bei Kopfschmerzen, Magenschmerzen, Menstruationsbeschwerden, Übelkeit

Wirkung auf die Seele:
anregend, stimulierend für das Nervensystem
Anwendung: bei geistig-seelischer Müdigkeit

Bergbohnenkraut

(→Bohnenkraut)

B

Bergkiefer

(→Latschenkiefer)

Besenkraut

(→Beifuß)

Bienenkraut

(→Melisse)

Birke (Schwarzer Degen, Litauischer Balsam, Weißbirke)

Name:	Betula alba
Familie:	Betulaceae; Birkengewächse
Vorkommen:	Osteuropa, Indien, Nordamerika
Gewinnung:	Verkohlungsdestillation der Rinde (Birkenteer) oder Wasserdampfdestillation der Blattknospen
Duft/Geschmack:	rauchig, süß, balsamisch (je nach Destillation)
Note:	Basis
Element:	Erde/Wasser
Sternzeichen:	Stier
Planet:	Venus

Wirkung auf den Körper:

antirheumatisch, antiseptisch, blutreinigend, entzündungshemmend, fiebersenkend, galletreibend, haarwuchsfördernd, harntreibend, hautregenerierend, schweißtreibend, stärkend

Anwendung: bei Arthritis, Blasenleiden, Durchblutungsstörungen, Geschwüren, Gicht, Haarausfall, Hautleiden (chronischen), Muskelschmerzen, Muskelverhärtung, Nierenleiden, Ödemen, Rheuma, Schuppenflechte, Sehnenscheidenentzündung, Toxinablagerungen (Toxin = Gift), Zellulitis; zur Hautglättung

Wirkung auf die Seele:

erdend, nervenberuhigend, stärkend

Anwendung: bei Angst, Antriebsschwäche, Nervosität; verleiht Selbstvertrauen

Bittermandel

Name:	Prunus dulcis var. amara
Familie:	Rosaceae; Rosengewächse
Vorkommen:	Asien, Nordafrika
Gewinnung:	Pressung des Mandelkerns und Extraktion/ Wasserdampfdestillation des gepressten Mandelkerns
Duft/Geschmack:	Marzipangeruch
Note:	Basis
Element:	Erde
Sternzeichen:	Waage
Planet:	Venus

Wirkung auf den Körper:

betäubend, einschläfernd, krampflösend, wurmtreibend

Anwendung: Wird in der Aromatherapie wegen des Blausäuregehaltes (Zyanid) nicht verwendet.

Wirkung auf die Seele:

keine bekannt

Anwendung: entfällt

Vorsicht!

Nicht einnehmen und nicht auf die Haut auftragen – giftig.

Bitterorange

Name:	Citrus aurantium var. amara
Familie:	Rutaceae; Rautengewächse
Vorkommen:	Mittelmeerraum, Nord- u. Südamerika
Gewinnung:	Kaltpressung der Schale
Duft/Geschmack:	süß, blumig, fruchtig
Note:	Kopf
Element:	Luft
Sternzeichen:	Löwe
Planet:	Sonne

Wirkung auf den Körper:

antiseptisch, bakterienvernichtend, blähungsmindernd, blutdrucksenkend, entschlackend, entzündungshemmend, galletreibend, herzstärkend, hautvitalisierend, magenstärkend, pilztötend, verdauungsfördernd

Anwendung: bei Bronchitis, Erkältung, Hautpflege, Zellulitis, Krämpfen, Schüttelfrost, Verdauungsstörungen, Verstopfung, Wasseransammlung; zur Herzunterstützung, Kreislaufaktivierung

Wirkung auf die Seele:

einschlaffördernd, harmonisierend, stimmt heiter und zuversichtlich

Anwendung: bei Stress, Nervosität, schenkt Lebensfreude, Optimismus, verleiht Mut und Selbstvertrauen

Vorsicht!

Nicht beim Sonnenbaden verwenden, kann Lichtflecken auf der Haut verursachen.

Blähkraut

(→Dill)

Blutorange

Name:	Citrus aurantium; Citrus sinensis mori
Familie:	Rutaceae; Rautengewächse
Vorkommen:	Afrika, Amerika, Asien, Europa
Gewinnung:	Kaltpressung der Schale
Duft/Geschmack:	fein-frischer Zitrusduft, süß, fruchtig, warm
Note:	Kopf
Element:	Luft
Sternzeichen:	Löwe
Planet:	Sonne

Wirkung auf den Körper:

antiseptisch, bakterienvernichtend, blähungsmindernd, blutdrucksenkend, entschlackend, entzündungshemmend, galletreibend, hautvitalisierend, herzstärkend, magenstärkend, pilztötend, verdauungsfördernd

Anwendung: bei Bronchitis, Erkältung, Zellulitis, Krämpfen, Schüttelfrost, Verdauungsstörungen, Verstopfung, Wasseransammlungen; zur Herzunterstützung, Kreislaufaktivierung, Hautpflege

Wirkung auf die Seele:

einschlaffördernd, harmonisierend, stimmt heiter und zuversichtlich

Anwendung: bei Nervosität, Stress, schenkt Lebensfreude, Optimismus; verleiht Mut und Selbstvertrauen

Vorsicht!
Nicht zum Sonnenbaden benutzen, kann Lichtflecken auf der Haut verursachen.

Boabo
(→Eukalyptus citriodora)

Bohnenkraut (Bergbohnenkraut, Pfefferkraut)

Name:	Satureja hortensis
Familie:	Labiatae/Lamiaceae; Lippenblütler
Vorkommen:	Europa/Mittelmeerregion, Nordamerika
Gewinnung:	Wasserdampfdestillation des Krautes
Duft/Geschmack:	pfeffrig, würzig, streng
Note:	Basis/Herz
Element:	Erde
Sternzeichen:	Skorpion
Planet:	Mars

Wirkung auf den Körper:
adstringierend, antiseptisch, bakterienvernichtend, blähungsmindernd, fäulnishemmend, krampflösend, magenstärkend, menstruationsfördernd, narbenbildend, pilztötend, schleimlösend, verdauungsfördernd, wurmtreibend

Anwendung: bei Asthmaanfällen (beruhigend), hohem Blutzuckerspiegel (senkend), Bronchitis, Darminfektionen, Darmkrämpfen, Diabetes, Durchfall, Insektenstichen, Magenkrämpfen, Magenschwäche, Verdauungsstörungen

Wirkung auf die Seele:

aphrodisierend

Anwendung: bei Impotenz, schwacher Libido, Frigidität; stimuliert den Intellekt

Vorsicht!

Nicht während der Schwangerschaft verwenden. Nur sehr gering dosieren, da es ansonsten zu Hautirritationen kommen kann.

Brautkraut

(→Rosmarin)

Brennnessel

Name:	Urtica dioica
Familie:	Urticaceae; Brennnesselgewächse
Vorkommen:	Europa
Gewinnung:	Wasserdampfdestillation der Blätter
Duft/Geschmack:	leicht grüner Blattduft
Note:	Basis
Element:	Feuer
Sternzeichen:	Skorpion
Planet:	Mars

Wirkung auf den Körper:

antirheumatisch, blutreinigend, blutstillend, entschlackend, harntreibend, milchfördernd, verdauungsfördernd, wurmtreibend

Anwendung: bei Angina, hohem Blutzuckerspiegel (senkend), schwachen Drüsen (stärkend), Durchfall, Ekzemen, Gicht, Harnsteinen, Harnverhalten, Menstruationsbeschwerden (Ausbleiben), Nierenerkrankungen, Mundfäule (zum Gurgeln), Rheuma, Würmern, Zahnfleischentzündungen; zur Entschlackung

Wirkung auf die Seele:

stärkend

Anwendung: bei geistiger Müdigkeit

Brotsamen

(→Fenchel)

Buccoblätter (Bukkusstrauch)

Name: Agothosma betulina;
Borosma crenulata

Familie: Rutaceae; Rautengewächs

Vorkommen: Südafrika

Gewinnung: Wasserdampfdestillation der Blätter

Duft/Geschmack: krautig, minzig, kampferartig

Note: Luft

Element: Kopf

Sternzeichen: Wassermann

Planet: Uranus

Wirkung auf den Körper:
antiseptisch, blähungsmindernd, harntreibend, insektenvernichtend, schweißtreibend, stärkend
Anwendung: bei Harnwegsentzündungen, Funktionsstörungen der Nieren (anregend), Prostatabeschwerden

Wirkung auf die Seele:
keine bekannt
Anwendung: entfällt

Sonstiges:
ehemalige Voodoo-Droge

Vorsicht!
Nicht während der Schwangerschaft anwenden.

Bukkusstrauch

(→Buccoblätter)

Bulgarische Rose

(→Rose)

Cajeput (Kajeput, Weißer Teebaum)

Name:	Melaleuca leucadendra; Melaleuca cajeputi
Familie:	Myrtaceae; Myrtengewächse
Vorkommen:	Australien, Indien, Indonesien
Gewinnung:	Wasserdampfdestillation der Blätter und Zweige
Duft/Geschmack:	frisch, kühl, eukalyptusartig
Note:	Kopf
Element:	Luft
Sternzeichen:	Widder
Planet:	Mars

Wirkung auf den Körper:

antibakteriell, stark antiseptisch, blähungsmindernd, durchblutungsfördernd, fiebersenkend, krampflösend, keimtötend, mikrobenabtötend, schleimlösend, schmerzlindernd, virenbekämpfend, wurmtreibend

Anwendung: bei Akne, Asthma, Arthritis, Blasenentzündung, Bronchitis, Dünndarmentzündung, Durchfall, Erbrechen, Erkältung, Gicht, Grippe, Haarausfall, Halsschmerzen, Harnwegsentzündung, Hautentzündungen, Insektenstichen, Katarrh, Kehlkopfentzündung, Kopfschmerzen, trockener Nasenschleimhaut, Nebenhöhlenentzündung, Nervenschmerzen, Magenkrämpfen, Muskelschmerzen, Nervenschmerzen, Neurodermitis, Ohrenschmerzen, Rheumatismus, Schnupfen, Spulwürmern, Schuppenflechte, Virusinfektionen, Zahnschmerzen, als starkes Antiseptikum

Wirkung auf die Seele:

stärkend, stark stimulierend (anregend)

Anwendung: bei Apathie, geistiger Erschöpfung, Müdigkeit, verleiht Gefühl der Sicherheit

Sonstiges:
Vertreibt Ungeziefer und Insekten.

Cananga (Kananga)

Name:	Cananga odorata
Familie:	Annonaceae (Magnoliaceae); Magnolien-gewächse
Vorkommen:	Java (Indonesien), Südostasien
Gewinnung:	Wasserdampfdestillation der Blüten
Duft/Geschmack:	süß-herb, blumiger Duft
Note:	Herz
Element:	Wasser
Sternzeichen:	Stier, Skorpion
Planet:	Venus

Wirkung auf den Körper:
antiseptisch, blutdrucksenkend, entkrampfend, hauterneuernd
Anwendung: bei Insektenstichen, zur Hautpflege

Wirkung auf die Seele:
beruhigend, depressionsmildernd, erotisierend, nervenstärkend
Anwendung: bei Aggressionen, Angst, Depressionen, unverarbeiteten Enttäuschungen, Impotenz, Niedergeschlagenheit, Schlaflosigkeit; mildert verletzte Gefühle; schenkt Harmonie und die Fähigkeit, Zärtlichkeit zu geben

Vorsicht!
Nicht innerlich einnehmen.

Cardamom

(→Kardamom)

Carvi

(→Kümmel)

Cassia (Zimt-Cassia)

Name:	Cinnamomum cassia; Cinnamomum aromaticum
Familie:	Lauraceae; Lorbeergewächse
Vorkommen:	China
Gewinnung:	Wasserdampfdestillation von Blättern, Zweigen und Rinde
Duft/Geschmack:	zimtig, warm, würzig, scharf, holzig
Note:	Herz/Basis
Element:	Feuer/Erde
Sternzeichen:	Krebs
Planet:	Mond

Wirkung auf den Körper:

adstringierend, appetitanregend, blähungsmindernd, blutbildend (rote Blutkörperchen), blutstillend, geruchsneutralisierend, durchblutungsfördernd, erbrechenverhindernd, herz- und kreislaufstärkend, krampflösend, mikrobenabtötend

Anwendung: bei Blähungen, Erkältungskrankheiten, Durchfall, Krätze, Läusebefall, Magen- und Darminfektionen, ausbleibender Menstruation, Menstruationsbeschwerden, Muskelverspannungen, Nasenbluten, Harnwegserkrankungen; zur Blutbildung

Wirkung auf die Seele:

entkrampfend, erotisierend

Anwendung: gegen geistig-seelische Erstarrung, regt die Kreativität an, aktiviert Fantasien und Träume, stärkt die Selbstsicherheit, löst seelische Verhärtungen und hilft bei Vergangenheitskonflikten, schenkt innere Wärme und Geborgenheit

Sonstiges:

schützt vor Strahlung

Vorsicht!

Niemals pur anwenden, immer nur stark verdünnt, da es ansonsten Irritationen der Haut hervorruft – stark schleimhautreizend.

Cassie

(→Akazienblüte)

Ceder

(→Zeder – Cedrus)

Champaca absolue

Name:	Michelia champaca
Familie:	Magnoliaceae; Magnoliengewächse
Vorkommen:	Indien
Gewinnung:	Extraktion der Blüten mit Hexan
Duft/Geschmack:	blumig, exotisch; voller, schwerer Blütenduft
Note:	Herz
Element:	Wasser
Sternzeichen:	Stier
Planet:	Venus

Wirkung auf den Körper:
keine bekannt
Anwendung: entfällt

Wirkung auf die Seele:
ausgleichend, euphorisierend, stimmungsaufhellend
Anwendung: bei Abgespanntheit, geistig-seelischer Müdigkeit

Cistrose (Labdanum)

Name:	Cistus ladaniferus
Familie:	Cistaceae; Cistusgewächse
Vorkommen:	Mittelmeerraum, Portugal
Gewinnung:	Wasserdampfdestillation der Blätter und Zweige
Duft/Geschmack:	voll, warm, sinnlich, fruchtig, amberartig
Note:	Basis
Element:	Erde/Feuer
Sternzeichen:	Skorpion
Planet:	Mars

Wirkung auf den Körper:

antiseptisch, entkrampfend, entzündungshemmend, lymphentstauend, hustenreizlindernd, virenbekämpfend

Anwendung: bei Akne, Atemwegserkrankungen, Blasenentzündung, Blutergüssen, Durchblutungsstörungen, Ekzemen, Erkältung, Geschwüren, chronischen Hauterkrankungen, Hormonschwankungen, Husten, Lymphdrüsenschwellung, Morbus Crohn, Schuppenflechte, eitrigen Wunden; zur Lymphflussanregung

Wirkung auf die Seele:

aufmunternd, ausgleichend, depressionsmildernd, seelisch entspannend, erotisierend

Anwendung: bei Depressionen, Frigidität, Impotenz, Verstimmung, seelischen Schockzuständen, hilft bei Trauer, löst Blockaden

Sonstiges:

gutes Meditationsöl

Vorsicht!
Während der Schwangerschaft nicht innerlich einnehmen.

C

Citronella (Zitronelle)

Name:	Cymbopogon nardus
Familie:	Poaceae; Süßgräser
Vorkommen:	Nepal, Sri Lanka
Gewinnung:	Wasserdampfdestillation des Grases
Duft/Geschmack:	frisch, herb, zitronig, balsamisch, säuerlich
Note:	Kopf
Element:	Luft
Sternzeichen:	Zwillinge
Planet:	Merkur

Wirkung auf den Körper:
antiseptisch, desinfizierend, geruchsneutralisierend, entzündungshemmend, fiebersenkend, krampflösend, magenstärkend, schweißhemmend, virenbekämpfend, wurmtreibend
Anwendung: bei Darmparasiten, Erkältung, Fieber, Fußpilz, Grippe, müder und gestresster Haut, Migräne, Muskelverspannungen, Nasennebenhöhlenkatarrh, Schnupfen, Schweißfüßen; zur Desinfektion

Wirkung auf die Seele:
depressionsmildernd, inspirierend
Anwendung: bei Erschöpfungszuständen, Frustrationen, Gedächtnisschwäche, Müdigkeit, zur Lösung seelischer Erstarrung, stärkt die Konzentration, fördert die Kreativität

Sonstiges:
Insektenabwehr

Vorsicht!
Leicht hautreizend, kann bei Sonneneinstrahlung Lichtflecken auf der
Haut verursachen.

C

Clementine

Name:	Citrus clementina; Citrus deliciosa
Familie:	Rutaceae; Rautengewächse
Vorkommen:	Italien
Gewinnung:	Kaltpressung der Schale
Duft/Geschmack:	warm, süß, spritzig
Note:	Kopf
Element:	Luft
Sternzeichen:	Waage
Planet:	Venus

Wirkung auf den Körper:
entspannend
Anwendung: bei Migräne, Muskelverspannungen

Wirkung auf die Seele:
seelisch aufbauend, erheiternd, inspirierend
Anwendung: bei Aggressionen, Melancholie, Traurigkeit, Verspannungen, Angstgefühlen bei Kindern; beruhigt Choleriker

Copaiba (Copaiva-Balsam)

Name:	Copaifera officinalis
Familie:	Fabaceae/Leguminosae; Schmetterlingsblütler
Vorkommen:	Mittel- und Südamerika
Gewinnung:	Wasserdampfdestillation des Copaiba-Harzes
Duft/Geschmack:	feinwürzig, balsamisch
Note:	Basis
Element:	Luft
Sternzeichen:	Jungfrau
Planet:	Merkur

Wirkung auf den Körper:

bakterienvernichtend, desinfizierend, entzündungshemmend, harntreibend, kräftigend, schleimlösend, vitalisierend

Anwendung: bei Blasenentzündung, Bronchitis, Darminfektionen, Erkältung, Hämorrhoiden, Husten, Schüttelfrost

Wirkung auf die Seele:

anregend

Anwendung: bei Ratlosigkeit, Schlafproblemen, gereizter Stimmungslage; beruhigt das Nervensystem, hilft gegen Nervosität, gibt seelische Stärke

Vorsicht!

Bei zu hohen Dosen erzeugt es Erbrechen und Durchfall.

Coriander

(→Koriander)

Costuswurzel

Name:	Saussurea costus; Saussurea lappa
Familie:	Asteraceae; Korbblütler
Vorkommen:	Indien, Pakistan
Gewinnung:	Wasserdampfdestillation der Wurzel
Duft/Geschmack:	weich, holzig, modrig
Note:	Basis
Element:	Erde
Sternzeichen:	Stier
Planet:	Venus

Wirkung auf den Körper:

antiseptisch, bakterienvernichtend, blähungsmindernd, blutdrucksenkend, fiebersenkend, stark hustenreizstillend, krampflösend, magenstärkend, schleimlösend, stärkend, verdauungsfördernd, virenbekämpfend

Anwendung: bei Asthma, Atemwegserkrankungen, Blähungen, Bronchitis, Cholera, Krämpfen, Krampfhusten, Magenverstimmung, Stresskopfschmerzen, Typhus, Verdauungsstörungen

Wirkung auf die Seele:

harmonisierend, revitalisierend

Anwendung: bei seelischer Unausgeglichenheit, Schlaflosigkeit, nervlichen Schwächezuständen, nervöser Anspannung

Sonstiges:

zur Insektenabwehr

Vorsicht!

Kann bei einigen Menschen starke Allergien hervorrufen.

Cumin

(→Kreuzkümmel)

Currykraut

(→Immortelle)

Damaszener Rose

(→Rose)

Davana

Name:	Artemisia pallens
Familie:	Asteraceae; Korbblütler
Vorkommen:	Indien
Gewinnung:	Wasserdampfdestillation des Krautes
Duft/Geschmack:	krautig, warm
Note:	Basis
Element:	Erde
Sternzeichen:	Schütze
Planet:	Jupiter

Wirkung auf den Körper:

keine bekannt

Anwendung: entfällt

Wirkung auf die Seele:

entspannend

Anwendung: beruhigt das vegetative Nervensystem

Dill (Blähkraut, Gurkenkraut, Kapernkraut)

Name: Anethum graveolens
Familie: Apiaceae/Umbelliferae; Doldenblütler
Vorkommen: Europa
Gewinnung: Wasserdampfdestillation von Kraut
und Samen
Duft/Geschmack: intensiv, frisch, würzig
Note: Kopf/Herz
Element: Luft/Feuer
Sternzeichen: Schütze
Planet: Jupiter

Wirkung auf den Körper:

appetitanregend, bakterienvernichtend, blähungsmindernd, blutdrucksenkend, erwärmend, leicht harntreibend, keimtötend, krampflösend, magenstärkend, menstruationsfördernd, milchtreibend, schleimlösend, verdauungsfördernd, wurmtreibend

Anwendung: bei Blähungen, Erbrechen, Koliken, Magenverstimmungen, Menstruationsbeschwerden, Verdauungsstörungen, Schluckauf (nervös), Schwangerschaftserbrechen; wirkt schleimlösend auf die Bronchien

Wirkung auf die Seele:

nervenberuhigend

Anwendung: bei erhöhter Reizbarkeit; dämpft die sinnlichen Triebe, schenkt Ruhe und Harmonie; bei sexueller Hyperaktivität; hilft gegen Hysterie

Douglasfichte (Douglasie, Oregonbalsam)

Name:	Pseudotsuga douglasii; Pseudotsuga menziesii
Familie:	Pinaceae; Kieferngewächse
Vorkommen:	Frankreich, Kanada, Nordamerika
Gewinnung:	Wasserdampfdestillation der Zweige
Duft/Geschmack:	klar, frisch, sanft, würziger Waldduft
Note:	Kopf/Herz
Element:	Erde
Sternzeichen:	Steinbock
Planet:	Saturn

Wirkung auf den Körper:

adstringierend, antiseptisch, durchblutungsfördernd, harntreibend, hustenreizstillend, kräftigend, mikrobenabtötend, reinigend, schleimlösend, schweißtreibend

Anwendung: bei Asthma, Atemschwäche, Bronchitis, Durchblutungsstörungen, Erkältung, Gicht, Grippe, Infektionen, Kurzatmigkeit, Muskelschmerzen, Nervenschmerzen, Rheumatismus; zur Tuberkulosenachbehandlung, Hautentgiftung

Wirkung auf die Seele:

harmonisierend, konzentrationsfördernd, stimmungsanregend, vitalisierend

Anwendung: bei Angst, psychisch bedingtem Asthma, Depressionen, Konzentrationsschwäche, Nervosität

Sonstiges:

sehr gutes Meditationsöl

Dragon

(→Estragon)

Edelraute

(→Beifuß)

Edeltanne

(→Weißtanne)

Eichenmoos (Lungenkraut)

Name:	Evernia prunastri
Familie:	Parmeliaceae; Blattflechten
Vorkommen:	Osteuropa, Balkan, Frankreich, Marokko
Gewinnung:	Extraktion (Auszug) mit Alkohol
Duft/Geschmack:	holzig, erdig, moosig, waldig, männlich
Note:	Basis
Element:	Erde
Sternzeichen:	Jungfrau
Planet:	Venus

Wirkung auf den Körper:

antibakteriell, antiseptisch, reizmildernd, schleimlösend

Anwendung: bei Angina, chronischer Bronchitis, Nebenhöhlenentzündung, Schnupfen, zur Wundbehandlung

Wirkung auf die Seele:

leicht erotisierend, entspannend

Anwendung: bei nervösen Spannungen, Unruhegefühl, Schlaflosigkeit

Sonstiges:

natürlicher Trägerstoff in der Parfümherstellung

Vorsicht!

Nicht innerlich einnehmen – mit Lösungsmitteln extrahiert.

Eisenkraut 100%

Name:	Verbena officinalis
Familie:	Verbenaceae; Eisenkrautgewächse
Vorkommen:	Mittel- und Südeuropa, Nordafrika, Südamerika
Gewinnung:	Wasserdampfdestillation des Krautes
Duft/Geschmack:	frisch, zitronig, leicht süß
Note:	Kopf
Element:	Luft
Sternzeichen:	Wassermann
Planet:	Uranus

Wirkung auf den Körper:

abwehrstärkend, antiseptisch, bakterienvernichtend, blutdruckausgleichend, entgiftend, entzündungshemmend, fiebersenkend, galleanregend, herzstärkend, krampflösend, leberanregend, magenstärkend, verdauungsfördernd, virenbekämpfend, wehenunterstützend

Anwendung: bei Akne, Bauchspeicheldrüsenbeschwerden, schwachem Bindegewebe, Darmentzündung, Grippe, Herz- und Kreislaufproblemen, Leber- und Gallenbeschwerden, Leberstauung, Magenschwäche, Magenverstimmung, Morbus Crohn, Rheumatismus, Schwindel, Schwächezuständen, Verstopfung; zur Milchbildung, Wehenförderung

Wirkung auf die Seele:

inspirierend, motivierend, stark konzentrationsfördernd

Anwendung: bei Antriebslosigkeit, Desinteresse, Lustlosigkeit; unterstützt bei geistigen und anstrengenden Arbeiten; gegen Nervosität, Tagträumerei; belebt die Sinne

Vorsicht!

Nicht während der Schwangerschaft verwenden. Kann zu allergischen Hautreaktionen führen und unter Sonneneinwirkung Lichtflecken auf der Haut verursachen.

Eisenkraut Grasse[*]

Besteht aus 10 % Eisenkraut und 90 % Lemongrass; preiswerte Variante von Eisenkraut und vielfach bewährte Synergiemischung – siehe jeweilige Wirkung bei →Eisenkraut und →Lemongrass

---

* Grasse = a) Stadt in der Provence, Frankreich, Zentrum der Parfumherstellung
  b) Bezeichnung aus der Parfumherstellung für anteilsverminderte Öle

Elemi

Name:	Canarium luzonicum
Familie:	Burseraceae; Balsambaumgewächse
Vorkommen:	Afrika, Australien, Molukken und Ostjava (Indonesien), Sudan
Gewinnung:	Wasserdampfdestillation des Harzes
Duft/Geschmack:	aromatisch, balsamisch-scharf, harzig, würzig, leicht zitronig
Note:	Basis
Element:	Luft
Sternzeichen:	Jungfrau
Planet:	Venus

Wirkung auf den Körper:

antiseptisch, magenstärkend, narbenbildend, ausgleichend, schleimlösend, stärkend, wundheilend

Anwendung: bei Bronchitis, Entzündungen, Geschwüren, alternder Haut, trockenem Husten, Katarrh, Knochenbrüchen (Nachbehandlung), Vereiterungen, infizierten Wunden, zur Hautpflege

Wirkung auf die Seele:

depressionsmildernd, inspirierend

Anwendung: bei geistig-seelischen Belastungen, nervlicher Erschöpfung, Hektik, Nervosität, Stress; geeignet für Trancereisen

Sonstiges:

Trägerstoff für Düfte, wurde im alten Ägypten zur Einbalsamierung verwendet; gutes Meditationsöl

Engelwurz

(→Angelikawurzel)

Estragon (Dragon, Schlangenkraut)

Name:	Artemisia dracunculus
Familie:	Asteraceae; Korbblütler
Vorkommen:	Deutschland, Frankreich, Italien, Russland
Gewinnung:	Wasserdampfdestillation des Krautes
Duft/Geschmack:	aromatisch, frisch, würzig, herb
Note:	Kopf
Element:	Feuer
Sternzeichen:	Skorpion
Planet:	Mars/Pluto

E

Wirkung auf den Körper:
abwehrstärkend, antiseptisch, appetitanregend, bakterienvernichtend, blähungsmindernd, durchblutungsfördernd, harntreibend, herzstärkend, krampflösend, magenstärkend, menstruationsfördernd, verdauungsfördernd, virenbekämpfend, wurmtreibend

Anwendung: bei Allergien, Appetitlosigkeit, Asthma, Blähungen, Darmkrämpfen, Darmparasiten, Dickdarmentzündung, Grippe, Herzbeschwerden, Heuschnupfen, Krebs, nervöser Magenverstimmung, Magenkrämpfen, Menstruationsbeschwerden, prämenstruellem Syndrom (PMS), Rheumatismus, Schlangenbissen, Schluckauf, Zahnschmerzen; fördert die Gelenkbeweglichkeit; zur Giftneutralisation, Immunstärkung

Wirkung auf die Seele:
angstlösend, schlaffördernd, stimulierend
Anwendung: bei Nervosität, psychischer Schwäche, Schlaflosigkeit, verleiht Mut und Kraft, wirkt ausgleichend auf das vegetative Nervensystem

Vorsicht!
Nicht während der Schwangerschaft anwenden. Leicht giftig – nur in Maßen einsetzen.

Eugenol

(→Nelke)

Eukalyptus

Name:	Eucalyptus globulus
Familie:	Myrtaceae; Myrtengewächse
Vorkommen:	Australien, Mittelmeerregion
Gewinnung:	Wasserdampfdestillation der Blätter
Duft/Geschmack:	frisch, intensiv, scharf, bitter
Note:	Kopf
Element:	Luft/Feuer
Sternzeichen:	Widder/Wassermann
Planet:	Mars/Uranus

Wirkung auf den Körper:
antirheumatisch, antiseptisch, blutreinigend, blutzuckersenkend, geruchsneutralisierend, durchblutungsfördernd, entstauend, fiebersenkend, harntreibend, hautregenerierend, herztätigkeitssteigernd,

krampflösend, narbenbildend, parasitentötend, schleimlösend, schmerzlindernd, virenbekämpfend, wundheilend, wurmtreibend

Anwendung: bei Arthritis, Asthma, Blasenentzündung, Bronchitis, Cholera, Diabetes, Durchblutungsstörungen, Durchfall, Erkältung, Fieber, Gallensteinen, Geschwüren, Grippe, Hals- und Mundinfektionen, Herpes, Husten, Infektionskrankheiten, Insektenstichen, Ischiasbeschwerden, Katarrh, Kopfschmerzen, Malaria, Masern, Muskelschmerzen, Nebenhöhlenentzündung, Nervenentzündungen, Nierenentzündung, Rheumatismus, Scharlach, Stirnhöhlenentzündung, Tuberkulose, Typhus, Verbrennungen, Verstauchungen, Weißfluss, Windpocken; zur Harnausscheidung (steigernd), Wunddesinfektion, Wundheilung

Wirkung auf die Seele:
anregend, erfrischend, harmonisierend, konzentrationsfördernd, logisches Denken fördernd

Anwendung: bei Arbeitsunlust, Gemütserregung, Trägheit, Unbeweglichkeit, Lustlosigkeit; schenkt Harmonie und Heiterkeit, verleiht ein Gefühl von Weite

Sonstiges:
sehr gutes Insektenabwehrmittel, vertreibt Ungeziefer aus Küche und Keller

Vorsicht!
Äußerlich angewendet ungiftig, innerlich giftig. Nicht während homöopathischer Behandlung anwenden! Nicht geeignet für Kleinkinder unter drei Jahren. Kann bei empfindlicher Haut zu leichten Reaktionen führen.

Eukalyptus citriodora (Boabo)

Name:	Eucalyptus citriodora
Familie:	Myrtaceae; Myrtengewächse
Vorkommen:	Australien, Brasilien, China, Madagaskar
Gewinnung:	Wasserdampfdestillation der Blätter und Zweige
Duft/Geschmack:	frisch, eukalyptusartig
Note:	Kopf
Element:	Luft
Sternzeichen:	Wassermann
Planet:	Uranus

Wirkung auf den Körper:

antiseptisch, bakterienvernichtend, Bronchien öffnend, desinfizierend, geruchsneutralisierend, fiebersenkend, insektenvernichtend, krampflösend (Husten), pilztötend, schleimlösend, virenbekämpfend

Anwendung: bei Akne, Asthma, Erkältung, Fieber, Halsschmerzen, Herpes, Infektionskrankheiten, Kehlkopfentzündungen, Keuchhusten, Nebenhöhlenvereiterung, Nierenentzündung, Muskelschmerzen, Pilzinfektionen, Schuppen, Stirnhöhlenentzündung, Windpocken, Wunden

Wirkung auf die Seele:

anregend, erfrischend, harmonisierend, konzentrationsfördernd

Anwendung: bei Arbeitsunlust, Gemütserregung, Lustlosigkeit, Trägheit, Unbeweglichkeit; unterstützt bei geistigen Arbeiten; schenkt Harmonie und Heiterkeit

Sonstiges:

sehr gutes Insektenabwehrmittel, vertreibt Ungeziefer, besonders Küchenschaben und Silberfische

Vorsicht!

Äußerlich angewendet ungiftig, innerlich giftig. Nicht während homöopathischer Behandlung anwenden! Nicht geeignet für Kleinkinder unter drei Jahren. Kann bei sensibler Haut zu leichten Irritationen führen.

Feldkümmel

(→Quendel)

Fenchel, süß (Brotsamen)

Name:	Foeniculum vulgare
Familie:	Apiaceae/Umbelliferae; Doldenblütler
Vorkommen:	Asien, Nord- und Südamerika, Südeuropa
Gewinnung:	Wasserdampfdestillation der Samen
Duft/Geschmack:	lieblich-süß, anisartig
Note:	Herz/Kopf
Element:	Erde/Feuer
Sternzeichen:	Stier
Planet:	Venus

Wirkung auf den Körper:

abführend, antiseptisch, appetitanregend, bakterienvernichtend, blähungsmindernd, blutreinigend, entzündungshemmend, harntreibend, hautstraffend, hungerdämpfend, krampflösend, kreislaufanregend, magenstärkend, menstruationsfördernd, mikrobenabtötend, milchtreibend, milzanregend, regenerierend, schleimlösend, stärkend, wurmtreibend

Anwendung: bei Appetitlosigkeit, Augenschwäche, Asthma, Bauchkrämpfen, Blähungen, Brechreiz, Bronchitis, blauen Flecken, Durchfall, Ernährungsstörungen bei Säuglingen, Erkältung, Gicht, Harnwegsinfektionen, müder und gestresster Haut, Husten, Keuchhusten, Koliken, Korpulenz (Dickleibigkeit), Leber- und Gallenfunktionsstörungen, Knochenabbau, Menstruationsbeschwerden, Nierensteinen, Ödemen, prämenstruellem Syndrom (PMS), Rheumatismus, Schluckauf, Übelkeit, Urinstau, Verdauungsstörungen, Verstopfung, Wechseljahresbeschwerden, Zahnfleischvereiterungen, Zellulitis; zur Atemvertiefung, Bruststraffung, Brustvergrößerung (bei Frauen durch Einreibungen), Stärkung und gegen Stauungen in Galle, Leber und Milz, Kräftigung des Sehvermögens; zur Anregung der Milchproduktion

Wirkung auf die Seele:
nervenberuhigend
Anwendung: bei Angst, Nervosität, geistig-seelischer Unausgeglichenheit, Weinerlichkeit; als Nerventonikum (sehr gut); verleiht Mut und Zuversicht; vermittelt Wärme und Geborgenheit
Sonstiges: entgiftet nach starkem Alkohol- und Nikotingenuss

Vorsicht!
In großen Dosen einschläfernd, nicht geeignet für Schwangere und Epileptiker (kann bei letzteren Anfall auslösen).

Fichtennadel (Rottanne)

Name:	Piceae abies
Familie:	Pinaceae; Piniengewächse
Vorkommen:	Asien, Nordamerika, Nord- und Mitteleuropa, Sibirien
Gewinnung:	Wasserdampfdestillation der Nadeln und Zweigspitzen
Duft/Geschmack:	würzig, frisch, waldig, etwas modrig
Note:	Kopf/Herz
Element:	Erde
Sternzeichen:	Jungfrau
Planet:	Merkur

Wirkung auf den Körper:

abwehrstärkend, adstringierend, antiseptisch, atemvertiefend, desinfizierend, durchblutungsfördernd, stärkend, entzündungshemmend, harntreibend, Abwehrsystem anregend, hustenreizstillend, kräftigend, mikrobenabtötend, reinigend, schleimlösend, schweißtreibend

Anwendung: bei Asthma, Atemschwäche, Bronchitis, Durchblutungsstörungen, Erkältung, Gicht, Grippe, Husten, Infektionen, Keuchhusten, Kurzatmigkeit, Muskelschmerzen, Nervenschmerzen, Prostatabeschwerden, Rheumatismus, Stirn- und Nebenhöhlenentzündung, Tuberkulosenachbehandlung (Inhalation); zur Hautentgiftung, Immunstärkung, Stimulation der Nebennierenrinde

Wirkung auf die Seele:

harmonisierend, konzentrationsfördernd, stimmungsanregend, vitalisierend

Anwendung: bei Angst, psychisch bedingtem Asthma, Depressionen, Konzentrationsschwäche, Nervosität; stabilisiert das innere Gleichgewicht

Sonstiges:
Sehr gut bei Meditationen, Yoga und Autogenem Training.

Föhre/Waldföhre

(→Kiefernnadel)

Frangipani

Name:	Plumeria acutifolia
Familie:	Apocynaceae; Hundsgiftgewächs
Vorkommen:	Indien
Gewinnung:	Extraktion (Auszug) der Blüten mit Hexan
Duft/Geschmack:	exotisch, blumig-süß, tropisch
Note:	Herz
Element:	Wasser
Sternzeichen:	Krebs
Planet:	Mond

Wirkung auf den Körper:
keine bekannt
Anwendung: entfällt

Wirkung auf die Seele:
ausgleichend, inspirierend, sinnlich, stimmungshebend
Anwendung: bei seelischer Verkrampfung; verleiht Optimismus, gegen Melancholie

Vorsicht!
Nicht innerlich einnehmen!

Gänsekraut

(→Beifuß)

Galbanum

Name:	Ferula galbaniflua
Familie:	Apiaceae/Umbelliferae; Doldenblütler
Vorkommen:	Afghanistan, Irak, Iran, Syrien, Türkei
Gewinnung:	Wasserdampfdestillation des Wurzelharzes
Duft/Geschmack:	würzig, grün, waldig, balsamisch, leicht pfeffrig
Note:	Basis
Element:	Erde/Feuer
Sternzeichen:	Skorpion
Planet:	Mars/Pluto

G

Wirkung auf den Körper:

antiseptisch, blähungsmindernd, blutdrucksenkend, entzündungshemmend, harntreibend, hautstraffend, krampflösend, menstruationsfördernd, mikrobenabtötend, narbenbildend, schleimlösend, schmerzlindernd, stärkend, verdauungsfördernd

Anwendung: bei Abszessen, Akne, Asthma, Blähungen, Bronchitis, Durchblutungsstörungen, Entzündungen, Falten, Furunkeln, Hautalterung, Husten (chronisch), Krämpfen, Magenverstimmungen, Menstruationsbeschwerden, Muskelschmerzen, prämenstruellem Syndrom (PMS), Reizhusten, Rheumatismus, Wunden; zur Anregung von Leber und Galle, Stärkung der weiblichen Unterleibsorgane (»Mutterharz«)

Wirkung auf die Seele:

beruhigend

Anwendung: bei Hysterie, Paranoia, Platzangst, nervösen Spannungen, Stress; löst seelische Verhärtungen

Gartenmelisse

(→Melisse)

Gartennelke

Name:	Dianthus caryophyllus
Familie:	Caryophyllaceae; Nelkengewächse
Vorkommen:	Ägypten
Gewinnung:	Extraktion (Auszug) der Blüten mit Hexan
Duft/Geschmack:	blumig, würzig, voll, sinnlich, leicht exotisch
Note:	Herz
Element:	Wasser
Sternzeichen:	Krebs
Planet:	Mond

Wirkung auf den Körper:
keine bekannt
Anwendung: entfällt

Wirkung auf die Seele:
inspirierend, stimmt sinnlich, stärkend
Anwendung: »Blüte des Herzleidens«

Geißbart

(→Wiesenkönigin)

Gelbwurz

(→Kurkuma)

Geranie

(→Rosengeranie)

Gewürznelke

(→Nelke)

Gileadbalsam

(→Balsamtanne)

Gingergrass

(→Palmarosa)

Ginster (Binsenginster)

Name:	Spartium junceum
Familie:	Fabaceae/Leguminosae; Hülsenfrüchtler
Vorkommen:	Frankreich, Nordafrika
Gewinnung:	Extraktion (Auszug) der Blüten mit Hexan (in Weingeist gelöst)
Duft/Geschmack:	jugendlich, honigartig, betörend-blumig
Note:	Herz
Element:	Wasser/Feuer
Sternzeichen:	Löwe/Schütze
Planet:	Sonne/Jupiter

Wirkung auf den Körper:

abführend, blutstillend, einschläfernd, gefäßverengend, harntreibend, herzanregend, menstruationsfördernd

Anwendung: bei Herzjagen, Herzmuskelschwäche, zu starken Menstruationsblutungen; reguliert die Herztätigkeit und das vegetative Nervensystem

Wirkung auf die Seele:

inspirierend, sinnlich anregend

Anwendung: bei tiefsitzenden Ängsten, Pessimismus, Trauer; lindert seelische Verletzungen und Schmerz; stärkt das Selbstvertrauen

Vorsicht!

Nie innerlich einnehmen. Äußerst giftig, führt zu Erbrechen, schädigt die Nervenzellen, sehr intensive Wirkung.

Grapefruit (Pampelmuse)

Name:	Citrus paradisi; Citrus decumana
Familie:	Rutaceae; Rautengewächs
Vorkommen:	Israel, Südafrika, Spanien, USA, Westindien
Gewinnung:	Kaltpressung der Schalen
Duft/Geschmack:	leicht, spritzig, frisch, bittersüß, fruchtig
Note:	Kopf
Element:	Luft
Sternzeichen:	Zwillinge
Planet:	Merkur

Wirkung auf den Körper:

adstringierend, antiseptisch, entgiftend, appetitanregend, bakterien-vernichtend, bindegewebsstärkend, blutreinigend, durchblutungsför-dernd, harntreibend, hautregenerierend, hautstraffend, lymphanre-gend, stärkend

Anwendung: bei Akne, Appetitlosigkeit, Bindegewebsschwäche, Blasenerkrankungen, Gallenschwäche, Grippe, Kopfschmerzen, Mus-kelkater, verstopften Poren, Schüttelfrost, Überbelastung (von Mus-keln, Sehnen und Bändern), Zellulitis; zur körperlichen Entgiftung, Schweißdrüsenregulierung, Thalamusanregung

Wirkung auf die Seele:

depressionsmildernd, euphorisierend

Anwendung: bei Angst, Antriebsschwäche, Hektik, Stress, negativen Stimmungen, geistig-seelischer Übermüdung; gegen Lampenfieber, Müdigkeit; fördert die Kreativität, das Selbstvertrauen

Sonstiges:

zur Luftverbesserung in Räumen

Guajakholz

Name:	Bulnesia sarmienti; Guaiacum officinalis
Familie:	Zygophyllaceae; Jochblattgewächse
Vorkommen:	Argentinien, karibische Inseln, Südamerika
Gewinnung:	Wasserdampfdestillation des Harzes und des Holzes (auch des Sägemehls)
Duft/Geschmack:	teerosenartig, leicht ranzig
Note:	Feuer
Element:	Basis
Sternzeichen:	Jungfrau
Planet:	Merkur

Wirkung auf den Körper:
abführend, antirheumatisch, antiseptisch, auswurffördernd, desinfizierend, entzündungshemmend, fiebersenkend, harntreibend, oxidationshemmend, schleimlösend, schweißtreibend

Anwendung: bei Arthritis, Bronchitis, Gicht, Geschlechtskrankheiten, Grippe, Husten, primärchronische Polyarthritis

Wirkung auf die Seele:
keine bekannt
Anwendung: entfällt

Gurkenkraut

(→Dill)

Hausminze

(→Pfefferminze)

Heiligengabe/Heiligenkraut

(→Santolin)

Helenenkraut

(→Alant)

Hemlocktanne (Schierlingstanne)

Name:	Tsuga canadensis
Familie:	Pinaceae; Kieferngewächs
Vorkommen:	Frankreich, Kanada, Nordamerika
Gewinnung:	Wasserdampfdestillation der Zweige
Duft/Geschmack:	klar, frisch, sanft, würziger Waldduft
Note:	Kopf/Herz
Element:	Erde
Sternzeichen:	Steinbock
Planet:	Saturn

Wirkung auf den Körper:

adstringierend, antiseptisch, durchblutungsfördernd, harntreibend, hustenreizstillend, kräftigend, mikrobenabtötend, reinigend, schleimlösend, schweißtreibend

Anwendung: bei Asthma, Atemschwäche, Bronchitis, Durchblutungsstörungen, Erkältung, Gicht, Grippe, Infektionen, Kurzatmigkeit,

Muskelschmerzen, Nervenschmerzen, Rheumatismus; zur Tuberkulosenachbehandlung, Hautentgiftung

Wirkung auf die Seele:
harmonisierend, konzentrationsfördernd, stimmungsanregend, vitalisierend
Anwendung: bei Angst, psychisch bedingtem Asthma, Depressionen, Konzentrationsschwäche, Nervosität

Sonstiges:
sehr gutes Meditationsöl

H

Heuessenz

Name:	Bergwiesenheu
Vorkommen:	Europa
Gewinnung:	Co-Destillation mit anderen Trägerstoffen
Duft/Geschmack:	fein, krautig, nach Wiesen und Heu
Note:	Herz/Kopf
Element:	Luft
Sternzeichen:	Waage
Planet:	Merkur

Wirkung auf den Körper:
keine bekannt
Anwendung: keine bekannt

Wirkung auf die Seele:
anregend, ausgleichend
Anwendung: gegen Winterdepressionen

Sonstiges:
zur Luftreinigung

Hühnersalbe

(→Quendel)

Himalajatanne

Name:	Abies spectabilis
Familie:	Pinaceae; Piniengewächs
Vorkommen:	Nepal
Gewinnung:	Wasserdampfdestillation der Zweige
	(vgl. Kampfer = Holz)
Duft/Geschmack:	klar, frisch, trocken, würzig, waldig, harzig
Note:	Basis
Element:	Erde
Sternzeichen:	Jungfrau
Planet:	Merkur

H

Wirkung auf den Körper:
anregend, antiseptisch, geruchsneutralisierend, hustenreizlindernd, schleimlösend, stärkend
Anwendung: bei Bronchitis, Erkältung, Fieber, Grippe, Husten, Nebenhöhlenentzündung

Wirkung auf die Seele:
konzentrationsfördernd
Anwendung: verleiht Stärke und Energie

Sonstiges:
zur Luftreinigung

Ho-Blätter

Name:	Cinnamomum camphora
Familie:	Lauraceae; Lorbeergewächse
Vorkommen:	China, Formosa (Japan)
Gewinnung:	Wasserdampfdestillation der Blätter
Duft/Geschmack:	angenehm rosig, fein blumig
Note:	Basis
Element:	Erde
Sternzeichen:	Jungfrau
Planet:	Merkur

Wirkung auf den Körper:
antibakteriell, bindegewebsstärkend
Anwendung: keine bekannt

Wirkung auf die Seele:
harmonisierend
Anwendung: zur Beruhigung, Entspannung

Hon-Scho-Öl

Name:	Cinnamomum kanahirai
Familie:	Lauraceae; Lorbeergewächse
Vorkommen:	Borneo (Kalimantan, Indonesien), Sumatra, Taiwan
Gewinnung:	Wasserdampfdestillation der Blätter
Duft/Geschmack:	maiglöckchenartig
Note:	Herz
Element:	Erde
Sternzeichen:	Krebs
Planet:	Mond

H

Wirkung auf den Körper:

antiseptisch, durchblutungsfördernd, herzstärkend, reinigt die Atemwege

Anwendung: bei Atemwegserkrankungen, Kreislaufstörungen

Wirkung auf die Seele:

depressionsmildernd

Anwendung: bei Nervenschwäche, gegen Angstzustände und Niedergeschlagenheit

Honig

Name:	Mel von Apis mellifica
Familie:	Bienenwachs
Vorkommen:	ganze Welt
Gewinnung:	Alkoholauszug und anschließende Wasserdampfdestillation der Honigwaben
Duft/Geschmack:	mild, warm, süß, Honigwachs
Note:	Basis
Element:	Erde
Sternzeichen:	Waage
Planet:	Venus

Wirkung auf den Körper:

hautpflegend

Anwendung: bei entzündlicher und entzündeter Haut

Wirkung auf die Seele:

ausgleichend, beruhigend

Anwendung: bei Nervosität, Schlafstörungen, gegen Einsamkeitsgefühle, Gefühlskälte, öffnet verschlossene Menschen, als Trostspender (Balsam für die Seele)

Vorsicht!

Nicht bei Propolisallergie verwenden.

Hopfenöl

Name:	Humulus lupulus
Familie:	Cannabaceae; Hanfgewächs
Vorkommen:	Australien, Ost-, Mittel-, Südeuropa, Nord- und Südamerika
Gewinnung:	Wasserdampfdestillation der weiblichen Blüte
Duft/Geschmack:	süßlich, bitter
Note:	Basis
Element:	Feuer
Sternzeichen:	Widder
Planet:	Mars

H

Wirkung auf den Körper:

adstringierend, antiseptisch, bakterienvernichtend, blähungsmindernd, einschläfernd, harntreibend, hustenreizdämpfend, krampflösend, mikrobenabtötend, schlaffördernd, schleimlösend, schmerzstillend

Anwendung: bei Asthma, Ausschlägen, Bakterienruhr, Bluthochdruck, Bronchialverschleimung, Geschwüren, Herzbeschwerden, Krampfhusten, Leberbeschwerden, Magenübersäuerung, Magenschleimhautentzündung, ausbleibender Menstruation, Menstruationsbeschwerden, nervösen Verdauungsstörungen

Wirkung auf die Seele:

aphrodisisch, stark beruhigend, einschläfernd (Hopfenkissen), entspannend, nervenstärkend

Anwendung: bei Nerven und Gemütskrankheiten, Hysterie, Schlaflosigkeit, Sexualneurose, sexueller Überaktivität, Unruhe, Wetterfühligkeit; als starkes Antiaphrodisiakum für Männer

Vorsicht!
Bei Depressionen meiden. Kann in Einzelfällen allergische Reaktionen hervorrufen, enthält morphinähnlichen Wirkstoff – deshalb sparsam verwenden.

Hyazinthe

Name:	Hyazinthus orientalis
Familie:	Liliaceae; Liliengewächse
Vorkommen:	Europa, Kleinasien
Gewinnung:	Lösungsmittelextraktion (Auszug) der Blüten
Duft/Geschmack:	süßlich, frisch, blumig
Note:	Herz
Element:	Wasser
Sternzeichen:	Fisch
Planet:	Jupiter

Wirkung auf den Körper:
antiseptisch, blutstillend
Anwendung: keine bekannt

Wirkung auf die Seele:
balsamisch, beruhigend, erfrischend
Anwendung: bei ermattetem Gemüt, verleiht der Fantasie Flügel

Immortelle (Currykraut, Strohblume)

Name:	Helichrysum angustifolium
Familie:	Asteraceae; Korbblütler
Vorkommen:	Mittelmeerraum
Gewinnung:	Wasserdampfdestillation des blühenden Krautes
Duft/Geschmack:	herb, süß, honigartig, schwer, holzig
Note:	Herz/Basis
Element:	Erde
Sternzeichen:	Fische
Planet:	Neptun

Wirkung auf den Körper:

adstringierend, antiseptisch, bakterienvernichtend, blutgerinnungshemmend, blutreinigend, entzündungshemmend, galletreibend, harntreibend, krampflösend, hustenreizlindernd, lymphanregend, mikrobenabtötend, narbenbildend, pilztötend, stark schleimlösend

Anwendung: bei Abszessen, Akne, Allergien, Asthma, Bauchspeicheldrüsenproblemen, Blutergüssen, Bronchitis, Diabetes, Durchblutungsstörungen, Ekzemen, Entzündungen, Erkältung, Furunkeln, Gallenproblemen, Hautkrankheiten, Heiserkeit, Herz-Kreislauf-Problemen, Husten (chronisch), Keuchhusten, Leberstauungen, Magen-Darm-Beschwerden, Menstruationskrämpfen, Milzstauungen, Muskelschmerzen, Muskelzerrungen, Narben, Nasennebenhöhlenentzündungen, Neurodermitis, Polyarthritis, Quetschungen, Rheumatismus, Schuppenflechte, Stirnhöhlenentzündung, Venenproblemen, Venenentzündungen, Verstauchungen, Verbrennungen, Wunden

Wirkung auf die Seele:
anregend, erdend, nervenstärkend

Anwendung: bei Lethargie, Niedergeschlagenheit, nervösen Spannungen, Reizbarkeit, Schwächezuständen; fördert Träume (durch Verstärken und besseres Erinnern), Innenschau

Sonstiges:
als Sonnenschutzöl und zur Hautpflege nach dem Sonnenbaden, gutes Meditationsöl

Vorsicht!
Nur leicht dosiert verwenden. Erzeugt sehr starke Traumvisionen – bis hin zu Albträumen und Todeserlebnissen.

Indian Lime

Name:	Citrus medica
Familie:	Rutaceae; Rautengewächse
Vorkommen:	El Salvador
Gewinnung:	Wasserdampfdestillation der Blätter und Früchte
Duft/Geschmack:	exotisch-frisch, zitronig, süß, grünlich, fein-herb
Note:	Kopf
Element:	Luft
Sternzeichen:	Zwillinge
Planet:	Saturn

Wirkung auf den Körper:
antirheumatisch, antiseptisch, appetitanregend, bakterienvernichtend, blähungsmindernd, desinfizierend, fiebersenkend, harntreibend, magenanregend, stärkend, virenbekämpfend

Anwendung: bei Akne, Anämie (Blutarmut), Arthritis, Asthma, Bindegewebsschwäche, Bluthochdruck, Bronchitis, Durchblutungsstörungen, Erkältung, Faltenbildung, Fieber, Furunkeln, Grippe, Halsinfektionen, Hautirritationen, Herpes, Hornhaut, Infektionen, Insektenstichen, Katarrh, Korpulenz (Dickleibigkeit), Krampfadern, Leber- und Gallenleiden, Magen-Darm-Beschwerden, Mundschleimhautgeschwüren, brüchigen Nägeln, Nasenbluten, Funktionsstörungen des vegetativen Nervensystems, Rheumatismus, Schnittverletzungen, Skorbut, Verdauungsstörungen, Warzen, Zellulitis; zur Hautpflege, Hautstraffung

Wirkung auf die Seele:
aufhellend, depressionsmildernd, energiespendend, erheiternd, erfrischend, leicht erotisierend, inspirierend
Anwendung: bei Antriebslosigkeit, Depressionen, Lustlosigkeit, Müdigkeit, Winterdepressionen; schenkt Arbeitslust; fördert die Kreativität und die Fantasie

Vorsicht!
Kann Lichtflecken auf der Haut verursachen.

Ingwer

Name:	Zingiber officinale
Familie:	Zingiberaceae; Ingwergewächse
Vorkommen:	Amerika, südöstliches Afrika, China, Indien, Japan
Gewinnung:	Wasserdampfdestillation der Wurzeln
Duft/Geschmack:	würzig, mild, holzig
Note:	Basis
Element:	Feuer
Sternzeichen:	Widder/Löwe
Planet:	Mars/Sonne

Wirkung auf den Körper:

abführend, anregend, antiseptisch, appetitanregend, atmungsfördernd, auswurffördernd, bakterienvernichtend, blähungsmindernd, durchblutungsfördernd, entzündungshemmend, fiebersenkend, hustenreizlindernd, krampflösend, magenstärkend, oxidationshemmend, schleimlösend, schmerzlindernd, schweißtreibend, stärkend, verdauungsfördernd

Anwendung: bei Appetitlosigkeit, Arthritis, Asthma, Atmungsschwäche, Augenflimmern, Blähungen, Durchblutungsstörungen, Durchfall, Erkältung, Fieber, Grauem Star, Grippe, Beschwerden der Geschlechtsorgane, Hämorrhoiden, Harnwegsinfektionen, Halsschmerzen, Heiserkeit, Husten, Juckreiz, Katarrh, Koliken, Kopfschmerzen, Krämpfen, Nebenhöhlenentzündung, Magengeschwür, Migräne, Muskelschmerzen, Nachtröpfeln des Urins (Inkontinenz), Reisekrankheit, Rheumatismus, Schmerzen, Schüttelfrost, Skorbut, Übelkeit, Verstauchungen, Zerrungen; zur Stärkung der Milz, Sehkraft

Wirkung auf die Seele:

aphrodisierend, potenzsteigernd

Anwendung: bei geistig-seelischen Ermüdungserscheinungen, Erschöpfung, Gefühllosigkeit, Verhärtung der Gefühle, Impotenz, Schwächezuständen; gegen sexuelle Gefühlskälte; löst innere Spannungen; verleiht Unternehmungslust; eröffnet Zukunftsperspektiven

Iris (Schwertlilie)

Name:	Iris pallida; Iris florentina; Iris germanica
Familie:	Iridaceae; Schwertliliengewächse
Vorkommen:	Europa, Nordafrika, Ostasien, USA, Russland
Gewinnung:	Wasserdampfdestillation der Wurzeln
Duft/Geschmack:	veilchenartig, fein, blumig
Note:	Kopf/Herz/Basis
Element:	Wasser
Sternzeichen:	Krebs/Fische
Planet:	Mond/Neptun

Wirkung auf den Körper:

abführend, blutreinigend, entzündungshemmend, Erbrechen verursachend, harntreibend, hautpflegend, schleimlösend, schmerzlindernd

Anwendung: bei chronischer und asthmatischer Bronchitis, Durchfall, Husten, zur Hautpflege

Wirkung auf die Seele:

leicht betäubend, stark inspirierend und befreiend

Anwendung: bei Angst, Melancholie, psychischer Überbelastung, Trauer; schließt Löcher in der Aura (Energiefeld des Körpers); löst psychische Blockaden; zur Sterbebegleitung; heilt seelische Wunden

Sonstiges:

gutes Meditationsöl

Vorsicht!

Nicht in großen Mengen einnehmen – kann Übelkeit und Erbrechen verursachen.

Jasmin

Name:	Jasminum sambac; Jasminum officinale; Jasminum grandiflorum
Familie:	Oleaceae; Oleandergewächse
Vorkommen:	Europa, Nordafrika, Ostasien
Gewinnung:	Alkoholextraktion (Auszug) oder Wasserdampfdestillation der Blüten
Duft/Geschmack:	blumig, sehr süß, exotisch, betörend
Note:	Herz
Element:	Erde
Sternzeichen:	Krebs
Planet:	Mond

Wirkung auf den Körper:

antiseptisch, blähungsmindernd, entzündungshemmend, hormonregulierend, keimtötend, krampflösend, menstruationsfördernd, milchtreibend, narbenbildend, schleimlösend, schmerzlindernd, stärkend, wehenanregend

Anwendung: bei Akne, Ekzemen, Gebärmutterstörungen, Geburt, Hautgeschwüren, Herzklopfen, Heiserkeit, Husten, Leberentzündung, Leberzirrhose, Muskelkrämpfen, Tumoren, Verstauchungen; zur Wehenförderung, Hautpflege (alle Typen); fördert den Milchfluss

Wirkung auf die Seele:

depressionsmildernd, aphrodisisch, beruhigend, emotional wärmend, entspannend, erotisch stimulierend (bei Frauen)

Anwendung: bei Angst, Antriebsschwäche, Apathie, Frigidität, Gleichgültigkeit, Impotenz, Lustlosigkeit, Melancholie, Niedergeschlagenheit, psychosomatischen (seelisch bedingten körperlichen) Beschwerden; zur Öffnung verschlossener Menschen; verleiht Optimismus und Zuversicht; löst seelische Verkrampfungen; stärkt das Selbstvertrauen

Vorsicht!
Nicht innerlich einnehmen. Niedrig dosieren, weil es sonst zu Kopfschmerzen kommen kann. Nicht während der Schwangerschaft verwenden. Jedoch sehr gut zur Förderung der Geburtswehen.

J

Johanniskraut

Name:	Hypericum perforatum
Familie:	Guttiferae; Hartheugewächse
Vorkommen:	Asien, Europa, Nordafrika
Gewinnung:	Wasserdampfdestillation des Krautes
Duft/Geschmack:	süßlich
Note:	Herz
Element:	Wasser
Sternzeichen:	Fische
Planet:	Neptun

Wirkung auf den Körper:

desinfizierend, entkrampfend (Bronchien), entzündungshemmend, narbenbildend, schleimlösend

Anwendung: bei blauen Flecken, Blutergüssen, Erkältungskrankheiten, Geschwüren, trockener und entzündlicher Haut, Ischiasbeschwerden, Muskelzerrungen, Quetschungen, Verbrennungen, Schwindel, Sonnenbrand, zur Wundheilung

Wirkung auf die Seele:

beruhigend, depressionsmildernd, harmonisierend, nervenstärkend

Anwendung: bei Impotenz, Melancholie, Schlaflosigkeit, Störungen des vegetativen Nervensystems, gegen Hysterie

Vorsicht!

Nicht innerlich einnehmen.

J

Kajeput

(→Cajeput)

Kakaoextrakt

Name:	Theobroma cacao
Familie:	Sterculiaceae; Sterkuliengewächse
Vorkommen:	Afrika, Sri Lanka, Java (Indonesien), Mexiko, Mittel- und Südamerika
Gewinnung:	Extraktion (Auszug) mit Trinkbranntwein des entkeimten Samens
Duft/Geschmack:	warm, vanilleartig, schokoladeartig
Note:	Basis
Element:	Erde
Sternzeichen:	Wassermann
Planet:	Uranus

Wirkung auf den Körper:
appetitanregend
Anwendung: keine bekannt

Wirkung auf die Seele:
leicht anregend (Nerven und Herz), ausgleichend, beruhigend, entkrampfend, stimmungsaufhellend
Anwendung: »kleiner Seelentröster«

Kalmus (Calmus, Magenwurz)

Name:	Acorus calamus
Familie:	Araceae; Aronstabgewächse
Vorkommen:	Sri Lanka, China, Java (Indonesien), Nordamerika, Ostasien
Gewinnung:	Wasserdampfdestillation der Wurzeln
Duft/Geschmack:	modrig, erdig, aromatisch, bitter
Note:	Basis
Element:	Feuer
Sternzeichen:	Skorpion
Planet:	Pluto

Wirkung auf den Körper:

anregend, antiseptisch, bakterienvernichtend, blutdrucksenkend, insektenvernichtend, krampflösend, magenstärkend, schleimlösend, schweißtreibend, wurmtreibend

Anwendung: bei Anämie (Blutarmut), Appetitlosigkeit, niedrigem Blutdruck, Erbrechen, Fieber, Herzklopfen, Kreislaufschwäche, Magen-Darm-Beschwerden, Übelkeit, Verdauungsstörungen

Wirkung auf die Seele:

beruhigend

Anwendung: bei nervöser Magersucht, Nervosität; nach seelischen Krisen

Vorsicht!

Nicht innerlich einnehmen. Wirkt giftig, nicht überdosieren, stark verdünnen – kann ansonsten auch auf der Haut toxisch reagieren.

K

Kamille, blau (Azulen)

Name:	Chamomilla matricaria
Familie:	Asteraceae; Korbblütler
Vorkommen:	Afrika, Asien, Europa, Südamerika, USA
Gewinnung:	Wasserdampfdestillation des blühenden Krautes
Duft/Geschmack:	weich, warm, blumig
Note:	Herz
Element:	Wasser
Sternzeichen:	Jungfrau
Planet:	Merkur

Wirkung auf den Körper:

antiseptisch, bakterienvernichtend, blähungsmindernd, entzündungshemmend, fiebersenkend, galletreibend, hautpflegend, keimtötend, krampflösend, leberanregend, magenstärkend, menstruationsfördernd, narbenbildend, pilztötend, schleimlösend, schmerzlindernd, schweißtreibend, verdauungsfördernd, wundheilend, wurmtreibend, zellregenerierend

Anwendung: bei Abszessen, Allergien, Asthma (auch Kinderasthma), Blähungen, Blasenentzündung, Brechdurchfall, Bronchitis, Entzündungen, Erkältung, Ekzemen, Frostbeulen, Furunkeln, Gallenblasenentzündung, Hämorrhoiden, trockener und entzündlicher Haut, Haarausfall, Menstruationsbeschwerden (krampfartig), Migräne, Nasennebenhöhlenentzündungen, Nervenentzündung, Nervenschmerzen, Nesselsucht, Ohrenschmerzen, Sonnenbrand, Stirnhöhlenentzündung, Verbrennungen, Wechseljahresbeschwerden, Schmerzen beim Zahnen, Zahnfleischbluten; zur Bildung weißer Blutkörperchen

Wirkung auf die Seele:
beruhigend, depressionsmildernd
Anwendung: bei Schlafstörungen, Gefühlsschwankungen während der Schwangerschaft; löst Energieblockaden

Kamille, römisch

Name:	Chamaemelum nobilis; Anthemis nobilis
Familie:	Asteraceae; Korbblütler
Vorkommen:	Süd-, Mittel- und Westeuropa
Gewinnung:	Wasserdampfdestillation des blühenden Krautes
Duft/Geschmack:	weich, warm, blumig
Note:	Herz/Kopf
Element:	Wasser
Sternzeichen:	Krebs
Planet:	Mond

K

Wirkung auf den Körper:
antiseptisch, bakterienvernichtend, blähungsmindernd, blutdruckausgleichend, fiebersenkend, galletreibend, krampflösend, leberanregend, magenstärkend, menstruationsfördernd, narbenbildend, pilztötend, schmerzlindernd, schweißtreibend, verdauungsfördernd, wundheilend, wurmtreibend

Anwendung: bei Abszessen, Akne, Allergien, Anämie, Arthritis, Asthma, Darmbeschwerden, Ekzemen, Entzündungen, Frostbeulen, Furunkeln, Gelenkentzündungen, Gelbsucht, Haarpflege, Harnsteinen, Hautausschlägen, Heiserkeit, Herz-Kreislauf-Problemen, Heuschnupfen, Husten, Insektenstichen, Koliken, Kopfschmerzen, Magenverstimmungen, Menstruationsbeschwerden, Migräne, Muskelschmerzen, Nebenhöhlenentzündung, Nervenschmerzen, Neurodermitis, Ohrenschmerzen, Rheumatismus, Schnittverletzungen, Schnupfen, Stirnhöhlenentzündung, Übelkeit, Verbrennungen, Verdauungsstörungen, Verstauchungen, Wechseljahrsbeschwerden, Wunden, Zahn- und Zahnungsschmerzen; zur Bildung weißer Blutkörperchen

Wirkung auf die Seele:
beruhigend, seelisch erwärmend, entkrampfend
Anwendung: bei Ärger, Angst, Depressionen, Hyperaktivität bei Kindern, Hysterie, Schlafstörungen, Schock, Stress, schlechten Träumen, seelischer Unausgeglichenheit, Unruhe; verleiht inneres Gleichgewicht

Kamille, wild

Name:	Ormensis multicaulis; Ormensis mixta
Familie:	Asteraceae; Korbblütler
Vorkommen:	Süd-, Mittel- und Westeuropa
Gewinnung:	Wasserdampfdestillation des blühenden Krautes
Duft/Geschmack:	weich, warm, blumig
Note:	Herz
Element:	Wasser
Sternzeichen:	Krebs
Planet:	Mond

K

Wirkung auf den Körper:
antiseptisch, bakterienvernichtend, blähungsmindernd, blutdruckausgleichend, fiebersenkend, galletreibend, krampflösend, leberanregend, magenstärkend, menstruationsfördernd, narbenbildend,

pilztötend, schmerzlindernd, schweißtreibend, verdauungsfördernd, wundheilend, wurmtreibend

Anwendung: bei Abszessen, Akne, Allergien, Anämie, Arthritis, Asthma, Ausschlägen, Darmbeschwerden, Ekzemen, Entzündungen, Frostbeulen, Furunkeln, Gelenkentzündungen, Gelbsucht, Harnsteinen, Heiserkeit, Herz-Kreislauf-Problemen, Heuschnupfen, Husten, Insektenstichen, Koliken, Kopfschmerzen, Magenverstimmungen, Menstruationsbeschwerden, Migräne, Muskelschmerzen, Nebenhöhlenentzündung, Nervenschmerzen, Neurodermitis, Ohrenschmerzen, Rheumatismus, Schnittverletzungen, Schnupfen, Stirnhöhlenentzündung, Übelkeit, Verbrennungen, Verdauungsstörungen, Verstauchungen, Wechseljahresbeschwerden, Wunden, Zahn- und Zahnungsschmerzen; zur Bildung weißer Blutkörperchen, Haarpflege

Wirkung auf die Seele:
beruhigend, seelisch erwärmend, entkrampfend

Anwendung: bei Ärger, Angst, Depressionen, Hyperaktivität bei Kindern, Hysterie, Schlafstörungen, Schock, Stress, schlechten Träumen, seelischer Unausgeglichenheit, Unruhe; verleiht inneres Gleichgewicht

K

Kampfer, weißer

Name:	Cinnamomum camphora
Familie:	Lauraceae; Lorbeergewächse
Vorkommen:	Florida, Formosa (Japan), Mexiko, Ostafrika, Ostasien
Gewinnung:	Wasserdampfdestillation des Holzes (vgl. Ho-Blätter = Blatt)
Duft/Geschmack:	kräftig, würzig, scharf, anregend
Note:	Kopf
Element:	Feuer/Luft
Sternzeichen:	Widder/Löwe
Planet:	Mars/Pluto

Wirkung auf den Körper:

anregend, stark antiseptisch, bakterienvernichtend, blutdrucksteigernd, desinfizierend, durchblutungsfördernd, entzündungshemmend, harntreibend, herzstärkend, schleimlösend, schmerzlindernd, virenbekämpfend, wurmtreibend, wundheilend

Anwendung: bei Akne, Arthritis, Asthma, Beklemmungsgefühlen im Brustkorb, niedrigem Blutdruck, Bronchitis, Durchfall, Entzündung, Erkältung, Fieber, Grippe, Herzversagen, Husten, Infektionskrankheiten, Kollapsneigung, Krämpfen, Kreislaufschwäche, Lungenentzündung, Mitessern, Muskelschmerzen, drohender Ohnmacht, niedrigem Puls, Rheumatismus, Schüttelfrost, Verstauchungen; zur Herzstärkung

Wirkung auf die Seele:

entkrampfend, nervenstärkend, stimmungsaufhellend

Anwendung: bei kreislaufbedingten Depressionen, innerlicher Kälte, großer Schwäche; stabilisiert die innere Verfassung

Sonstiges:
zur Insektenabwehr (gegen Flöhe und Motten)

Vorsicht!
Nicht innerlich einnehmen, nicht während der Schwangerschaft, nicht bei Bluthochdruck, nicht bei Kindern anwenden. Nicht für Epileptiker geeignet. Nicht während einer homöopathischen Behandlung anwenden. Nur weißen Kampfer verwenden – brauner und gelber Kampfer sind giftig und krebserregend.

Kananga

(→Cananga)

Kanada Terpentin

(→Balsamtanne)

K

Kapernkraut

(→Dill)

Kardamom (Cardamom)

Name:	Elettaria cardamomum
Familie:	Zingiberaceae; Ingwergewächse
Vorkommen:	Sri Lanka, Costa Rica, Java (Indonesien), Vorderindien
Gewinnung:	Wasserdampfdestillation der Samen
Duft/Geschmack:	grün, holzig, balsamisch, kraftvoll, süß, würzig
Note:	Herz/Basis
Element:	Erde/Feuer
Sternzeichen:	Schütze
Planet:	Jupiter

Wirkung auf den Körper:

antiseptisch, appetitanregend, bakterienvernichtend, blähungsmindernd, desinfizierend, geruchsneutralisierend, entwässernd, insektenvernichtend, krampflösend, magenstärkend, pilztötend, schleimlösend, verdauungsfördernd, virenbekämpfend

Anwendung: bei Asthma, Erbrechen, Erkältung, Fieber, Halsschmerzen, Harnwegsinfektionen, Harnverhalten, Hautabschürfungen, Herpes, Husten, Infektionskrankheiten, Ischiasbeschwerden, Kehlkopfentzündungen, Koliken, Kopfschmerzen, Lungenkrankheiten, Mundgeruch, Pilzinfektionen, Schuppen, Sodbrennen, Windpocken, Wunden

Wirkung auf die Seele:

leicht aphrodisisch, nervenstärkend

Anwendung: bei Antriebsschwäche, nervöser Belastung, geistigen Erschöpfungszuständen, geistig-seelischer Unausgeglichenheit, Nervenschwäche; schenkt Optimismus, Stress; verleiht Selbstvertrauen und Zuversicht; fördert die Intelligenz

Sonstiges:
Insektenabwehr, stark neutralisierend bei Gerüchen

Karottensamen

Name:	Daucus carota
Familie:	Apiaceae/Umbelliferae; Doldenblütler
Vorkommen:	Europa, USA, Zentralasien
Gewinnung:	Wasserdampfdestillation der Samen
Duft/Geschmack:	würzig, warm, erdig, waldig, schwer
Note:	Basis
Element:	Erde
Sternzeichen:	Stier
Planet:	Venus

Wirkung auf den Körper:

adstringierend, antiseptisch, appetitanregend, blähungsmindernd, blutbildend, blutreinigend, entkrampfend, gefäßerweiternd, harntreibend, hautpflegend, leberanregend, muskelentspannend, lymphflussanregend menstruationsfördernd, reinigend (innerlich), revitalisierend, stärkend, verdauungsfördernd, wurmtreibend

Anwendung: bei Anämie (Blutarmut), Arthritis, Appetitlosigkeit, Ausschlägen, Drüsenproblemen, Ekzemen, Falten, Gicht, Hautentzündungen, Koliken, Leberstauungen, Magenverstimmung, Menstruationsbeschwerden, Ödemen, prämenstruellem Syndrom (PMS), Rheumatismus, Schuppenflechte

Wirkung auf die Seele:
beruhigend

Anwendung: bei Hektik, Stress; stärkt das Selbstbewusstsein, die innere Stabilität

Katzenminze

(→Pfefferminze)

Katzentollkraut

(→Baldrian)

Katzkraut

(→Schafgarbe)

K

Kiefernnadel (Föhre, Waldföhre, Pinie)

Name:	Pinus sylvestris
Familie:	Pinaceae; Piniengewächse
Vorkommen:	Kanada, Mittel- und Nordeuropa, Nordamerika, Sibirien
Gewinnung:	Wasserdampfdestillation der Nadeln
Duft/Geschmack:	frisch, waldig, würzig
Note:	Kopf
Element:	Erde
Sternzeichen:	Jungfrau
Planet:	Merkur

Wirkung auf den Körper:

abwehrsteigernd, antirheumatisch, antiseptisch, atmungsvertiefend, bakterienvernichtend, blutdrucksteigernd, desinfizierend, geruchsneutralisierend, durchblutungsfördernd, galletreibend, harntreibend, insektenvernichtend, kreislaufanregend, mirkobenabtötend, schleimlösend, virenbekämpfend, wurmtreibend

Anwendung: bei Arthritis, Asthma, Atemwegserkrankungen, Benommenheit, Blasenentzündung, Bronchitis, Durchblutungsstörungen, Erkältung, Gicht, Grippe, Halsschmerzen, Harnwegsinfektionen, schwerer Herztätigkeit, Husten, Katarrh, Krätze, Läusen, Magenkrämpfen, Muskelschmerzen, Nebenhöhlenentzündung, Nervenschmerzen, Prostataentzündung, Pulsunregelmäßigkeiten, Rheumatismus, Rückenverspannungen, Schnitt- und Schürfwunden, Schnupfen, Skorbut, starker Schweißbildung, Schwindel, Stirnhöhlenentzündung, Völlegefühl; zur Anregung der Nebennierenrinde

Wirkung auf die Seele:

nervenstärkend

K

Anwendung: bei Erregungszuständen, Erschöpfung, Impotenz, Schlaflosigkeit, Überreizung des vegetativen Nervensystems; verleiht Mut und Zuversicht, Ruhe und Zufriedenheit; stärkt das Selbstbewusstsein; erhöht die geistig-seelische Belastbarkeit

Sonstiges:

traditioneller Saunaaufguss

Knoblauchzwiebel

Name:	Allium sativum
Familie:	Liliaceae; Liliengewächse
Vorkommen:	Asien, Mittel- und Südeuropa, Nordafrika, USA
Gewinnung:	Wasserdampfdestillation der Knolle
Duft/Geschmack:	stechend, kräftig, knoblauchartig
Note:	Kopf
Element:	Luft
Sternzeichen:	Zwillinge
Planet:	Merkur

Wirkung auf den Körper:
amöbenvernichtend, antibiotisch, antiseptisch, entgiftend, bakterienvernichtend, blähungsmindernd, blutdrucksenkend, blutreinigend, blutzuckersenkend, cholesterinsenkend, fiebersenkend, galletreibend, harntreibend, insektenvernichtend, larventötend, magenstärkend, mikrobenabtötend, pilztötend, schleimlösend, schweißtreibend, wurmtreibend

Anwendung: bei Aids, Arteriosklerose, Bakterienbefall, Blasenentzündung, Bluthochdruck, Bronchitis (chronisch), Darmparasiten, Furunkeln, Fußpilz, Gallensteinen, Geschwüren, Gicht, Harnsteinen, Herzerkrankungen, Hühneraugen, Krebs, Magen-Darm-Beschwerden, Rheumatismus, Tuberkulose, Tumoren, Viren, Warzen, Würmern, Wunden; zur Bildung weißer Blutkörperchen, Cholesterinsenkung

Wirkung auf die Seele:
beruhigend

Anwendung: entfällt (aufgrund des strengen Geruchs)

Vorsicht!
In der Stillzeit nicht innerlich anwenden – verursacht bei Babys Blähungen.

Koriander (Coriander)

Name:	Coriandrum sativum
Familie:	Apiaceae/Umbelliferae; Doldenblütler
Vorkommen:	Nordafrika, Südamerika, Südeuropa, Russland
Gewinnung:	Wasserdampfdestillation der Frucht
Duft/Geschmack:	erfrischend, würzig, warm, klärend, anregend, blumig
Note:	Basis/Herz
Element:	Erde/Feuer
Sternzeichen:	Stier/Widder
Planet:	Mars/Pluto

Wirkung auf den Körper:
appetitanregend, antirheumatisch, bakterienvernichtend, blähungsmindernd, blutreinigend, entgiftend, erwärmend, krampflösend, larventötend, magenstärkend, oxidationshemmend, pilztötend, schmerzlindernd, verdauungsfördernd, vitalisierend

Anwendung: bei Arthritis, Appetitlosigkeit, Blähungen, Durchblutungsstörungen, Durchfall, Erkältung, Gelenkschmerzen, Gicht, Grippe, Gürtelrose, Hämorrhoiden, Koliken, Kopfschmerzen, Krämpfen, Magen-Darm-Krämpfen, Magenschwäche, Masern, Migräne, Muskelschmerzen, Nervenschmerzen, Rheumatismus, Übelkeit, Verdauungsstörungen; zur Aktivierung der Bauchspeicheldrüse

K

Wirkung auf die Seele:
anregend, aphrodisisch, erotisierend, gedächtnisunterstützend
Anwendung: bei Aggressionen, Antriebsschwäche, nervöser Erschöpfung, Frigidität, Impotenz, geistig-seelischer Unausgeglichenheit, Müdigkeit; nach Schock- und Schwächezuständen; stärkt die Wahrhaftigkeit, das Denkvermögen (auch das schöpferische)
Sonstiges: gutes Meditationsöl

Vorsicht!
Nicht während der Schwangerschaft anwenden. Kann in hohen Dosen betäubend wirken und zu Nierenreizungen führen.

Krauseminze (Rossminze; Spearmint, Waldminze)

Name:	Mentha spicata
Familie:	Labiatae/Lamiaceae; Lippenblütler
Vorkommen:	Asien, westliches Mittelmeer, USA
Gewinnung:	Wasserdampfdestillation der blühenden Sprossspitzen
Duft/Geschmack:	frisch, süßlich
Note:	Kopf
Element:	Luft/Feuer
Sternzeichen:	Wassermann/Zwillinge
Planet:	Uranus/Merkur

Wirkung auf den Körper:
adstringierend, anregend, antiseptisch, örtlich betäubend, blähungsmindernd, entstauend, fiebersenkend, galletreibend, harntrei-

bend, krampflösend, leberanregend, magenstärkend, nervenstärkend, schleimlösend, schmerzlindernd, verdauungsfördernd

Anwendung: bei Akne, Asthma, Blähungen, Bronchitis, Erbrechen, Erkältung, Erschöpfung, Fieber, Föhnbeschwerden, Gallenstörungen, Grippe, Hautentzündungen, Herzklopfen, Husten, Insektenstichen, Katarrh, Kolik, Kopfschmerzen, Leberstörungen, Migräne, Nebenhöhlenentzündung, Schluckauf, Schnupfen, Schwindel, Übelkeit, Verdauungsstörungen

Wirkung auf die Seele:

anregend, gedächtnisstärkend, inspirierend, konzentrationsfördernd, nervenstärkend

Anwendung: bei Konzentrationsschwäche, Mattigkeit, Müdigkeit, Schock, Stress

Vorsicht!

Nicht während einer homöopathischen Behandlung verwenden.

K

Kreuzkümmel (Cumin)

Name:	Cuminum cyminum
Familie:	Apiaceae/Umbelliferae; Doldenblütler
Vorkommen:	Asien, Europa, Sibirien
Gewinnung:	Wasserdampfdestillation der Samen
Duft/Geschmack:	würzig, warm
Note:	Basis
Element:	Erde/Feuer
Sternzeichen:	Widder
Planet:	Mars

Wirkung auf den Körper:

anregend, antiseptisch, entgiftend, appetitanregend, bakterienvernichtend, blähungsmindernd, blutreinigend, durchblutungsfördernd, harntreibend, krampflösend, larventötend, magenstärkend, menstruationsfördernd, milchfördernd, oxidationshemmend, stärkend, verdauungsfördernd, wurmtreibend

Anwendung: bei Blähungen, Darmkrämpfen, Durchblutungsstörungen, Durchfall, Gallenkoliken (sehr gut), Gelenkproblemen (Ansammlungen von Flüssigkeit und Giften), Herzflattern, Herzschwäche, Koliken, Kopfschmerzen, Krämpfen, Kreislaufproblemen, Lebererkrankungen, Magenverstimmungen, Magenkrämpfen, Menstruationsbeschwerden, Migräne, rheumatischen Schmerzen, Schwindelzuständen, Verdauungsstörungen, Zahnschmerzen, Zellulitis

Wirkung auf die Seele:

erotisierend, nervenstärkend

Anwendung: bei nervöser Erschöpfung; stärkt die Selbstbehauptung; gegen Unausgeglichenheit

Vorsicht!

Nicht während der Schwangerschaft verwenden.

Kümmel (Carvi, Kumach, Kimmich)

Name:	Carum carvi
Familie:	Apiaceae/Umbelliferae; Doldenblütler
Vorkommen:	Argentinien, Chile, Europa, Nordafrika, Nordamerika
Gewinnung:	Wasserdampfdestillation der Samen
Duft/Geschmack:	süß, mild-würzig
Note:	Basis
Element:	Erde/Feuer
Sternzeichen:	Widder
Planet:	Mars

Wirkung auf den Körper:
adstringierend, anregend, antiseptisch, appetitanregend, blähungsmindernd, harntreibend, magenstärkend, menstruationsfördernd, mikrobenabtötend, milchtreibend, schleimlösend, stärkend, verdauungsfördernd, wurmtreibend

Anwendung: bei Appetitlosigkeit, Blähungen, Bronchitis, Darmkoliken, Erkältungen, Gallenerkrankungen, Husten, Kehlkopfentzündung, Koliken, Kopfschmerzen, Lebererkrankungen, Magenkrämpfen, Menstruationsbeschwerden, Schluckauf, Verdauungsstörungen, Völlegefühl

Wirkung auf die Seele:
beruhigend, nervenstärkend

Anwendung: bei Störungen des inneren Gleichgewichts, nervöser Überforderung, Unausgeglichenheit, depressiver Verstimmung

Vorsicht!
Kann zu leichten Hautreizungen führen.

Kumach/Kimmich

(→ Kümmel)

Kurkuma (Gelbwurz)

Name:	Curcuma longa
Familie:	Zingiberaceae; Ingwergewächse
Vorkommen:	China, Indien, Indonesien, Jamaika
Gewinnung:	Wasserdampfdestillation des Wurzelstockes
Duft/Geschmack:	würzig, holzig, frisch
Note:	Basis
Element:	Erde
Sternzeichen:	Jungfrau
Planet:	Merkur

Wirkung auf den Körper:
abführend, anregend, bakterienvernichtend, blutdrucksenkend, durchblutungsfördernd, entzündungshemmend, galletreibend, harntreibend, insektenvernichtend, oxidationshemmend, schmerzlindernd, verdauungsfördernd

Anwendung: bei Appetitlosigkeit, Arthritis, Fadenpilzen, Leberstauung, Muskelschmerzen, Rheumatismus, Verdauungsproblemen, Zahnschmerzen

Wirkung auf die Seele:
keine bekannt
Anwendung: entfällt

Vorsicht!
Leicht giftig, wirkt in hoher Konzentration reizend, kann leichte allergische Reaktionen hervorrufen.

Labdanum

(→Cistrose)

Labstockwurzel

(→Liebstöckel)

Lärche

Name:	Larix decidua
Familie:	Pinaceae; Piniengewächse
Vorkommen:	Mitteleuropa
Gewinnung:	Wasserdampfdestillation des Harzes
Duft/Geschmack:	kräftig, balsamisch, frisch
Note:	Basis
Element:	Erde
Sternzeichen:	Jungfrau
Planet:	Merkur

L

Wirkung auf den Körper:
antiseptisch, atmungsvertiefend, durchblutungsfördernd, entzündungshemmend, muskelentspannend, schleimlösend
Anwendung: bei Asthma, Bronchitis, Gelenkproblemen, Krupphusten, Muskelverspannungen, Nebenhöhlenverschluss, Reizhusten, Rheumatismus, trockenen Schleimhäuten, Stirnhöhlenverschluss

Wirkung auf die Seele:
entspannend, klärend, stimmungsaufhellend
Anwendung: bei Depressionen, Mutlosigkeit, Nervosität, Pessimismus, Unsicherheit, Zaghaftigkeit

Sonstiges:
gutes Saunaöl

Lariciokiefer

Name:	Pinus laricio
Familie:	Pinaceae; Piniengewächse
Vorkommen:	Frankreich
Gewinnung:	Wasserdampfdestillation der Zweige
Duft/Geschmack:	frisch, klar, waldig, harzig
Note:	Kopf/Herz
Element:	Erde
Sternzeichen:	Jungfrau
Planet:	Merkur

Wirkung auf den Körper:
antiseptisch, atmungsvertiefend, durchblutungsfördernd, entzündungshemmend, harntreibend, hustenreizlindernd, keimtötend, mikrobenabtötend, schleimlösend, schmerzlindernd, virenbekämpfend
Anwendung: bei Abwehrschwäche, Asthma, Blasenentzündung, Bronchitis, Erkältung, Durchblutungsstörungen, Gelenkschmerzen, Gicht, Harnwegsinfektion, Husten, Rheumatismus; zur Atemwegsbefreiung, Verbesserung der Gewebedurchblutung

Wirkung auf die Seele:
gedankenklärend, konzentrationsfördernd, nervenstärkend
Anwendung: bei Angst, Nervenüberreizung, Unsicherheit; verleiht
Ausdauer, Stärke und Energie; schenkt Bodenständigkeit

Sonstiges:
gut für Saunaaufgüsse, zur Luftreinigung bei Rauchern

Vorsicht!
Nicht innerlich einnehmen. Kann hautreizend wirken und allergische
Reaktionen hervorrufen.

Latschenkiefer (Bergkiefer)

Name:	Pinus mugo
Familie:	Pinaceae; Piniengewächse
Vorkommen:	Alpen (Mitteleuropa)
Gewinnung:	Wasserdampfdestillation der Zweige
Duft/Geschmack:	frisch, klar, waldig, harzig, balsamisch
Note:	Kopf/Herz
Element:	Erde
Sternzeichen:	Jungfrau
Planet:	Merkur

L

Wirkung auf den Körper:
antiseptisch, atmungsvertiefend, durchblutungsfördernd, entzündungshemmend, harntreibend, hustenreizlindernd, keimtötend, mikrobenabtötend, schleimlösend, schmerzlindernd, virenbekämpfend
Anwendung: bei Abwehrschwäche, Asthma, Blasenentzündung,
Bronchitis, Erkältung, Durchblutungsstörungen, Gallenblasenentzün-

dung, Gelenkschmerzen, Gicht, Harnwegsinfektionen, Husten, Nackensteifheit, Nierenbeschwerden, Rheumatismus, Schultersteifheit, zur Atemwegsbefreiung, Verbesserung der Gewebedurchblutung

Wirkung auf die Seele:
gedankenklärend, konzentrationsfördernd, nervenstärkend
Anwendung: bei Angst, Ausdauer, Nervenüberreizung, Unsicherheit; verleiht Bodenständigkeit; schenkt Stärke und Energie
Sonstiges: gut für Saunaaufgüsse, zur Luftreinigung bei Rauchern

Vorsicht!
Nicht innerlich einnehmen. Kann hautreizend wirken und allergische Reaktionen hervorrufen.

Lavande fine

(→Lavendel, fein)

Lavandin (Putzlavendel)

Name:	Lavandula intermedia; Lavandula hybrida
Familie:	Labiatae/Lamiaceae; Lippenblütler
Vorkommen:	westliche Mittelmeerländer
Gewinnung:	Wasserdampfdestillation der Rispen und Stängel
Duft/Geschmack:	frisch, krautig, blumig
Note:	Herz
Element:	Luft
Sternzeichen:	Jungfrau
Planet:	Merkur

Wirkung auf den Körper:

anregend, antiseptisch, blähungswidrig, blutdrucksenkend, geruchs-neutralisierend, durchblutungsfördernd, entgiftend, galletreibend, harntreibend, insektenvernichtend, krampflösend, menstruationsför-dernd, mikrobenabtötend, milzanregend, narbenbildend, parasiten-tötend, regenerationsfördernd, schmerzlindernd, schweißtreibend, stärkend, wundheilend, wurmtreibend, zellerneuernd

Anwendung: bei Abszessen, Akne, Allergien, Asthma, Bauchkrämp-fen, Beingeschwüren, Blähungen, Blasenentzündung, Bluthochdruck, Bronchitis, Ekzemen, Entzündungen, Epilepsie, Fadenpilzinfektionen, Fieber, Fieberausschlägen, Furunkeln, Fußpilz, Gallenbeschwerden, Grippe, Halsinfektionen, Hautentzündungen, Hefepilzbefall, Herpes, nervösen Herzbeschwerden, Herzbeklemmung, Herzflattern, Hexen-schuss, Insektenstichen, Ischiasbeschwerden, Katarrh, Kehlkopfent-zündung, Keuchhusten, Kopfschmerzen, Krätze, Lähmung, Läusen, Menstruationsbeschwerden, Migräne, Mundgeruch, Muskelschmer-zen, Nervenentzündung, Ohrenschmerzen, prämenstruellem Syndrom (PMS), Rheumatismus, Reisekrankheiten, zu starker Schweißbildung, Schwindel, Schuppen, Schuppenflechte, Übelkeit, Verbrennungen, Verdauungsstörungen, Verstauchungen, Weißfluss, Wunden; zur Bil-dung weißer Blutkörperchen, Stärkung des Immunsystems

Wirkung auf die Seele:

anregend, depressionsmildernd, aufbauend, beruhigend, nervenstär-kend

Anwendung: bei Albträumen, Angst, Depressionen, Engegefühlen, Hysterie, Melancholie, Nervosität, Niedergeschlagenheit, Reizbarkeit, Schlaflosigkeit, Schock, sexueller Unruhe, Überreiztheit

Sonstiges:

Stark keimtötend – wird deshalb gern in Putzmitteln verwendet.

Lavendel extra (Petite Lavande)

Name:	Lavandula officinalis, Lavandula angustifolia
Familie:	Labiatae/Lamiaceae; Lippenblütler
Vorkommen:	französische Alpen (ausschließlich wildwachsend = beste und stärkste Lavendelqualität)
Gewinnung:	Wasserdampfdestillation der Blütenrispen
Duft/Geschmack:	frisch, blumig, krautig, luftig, klar
Note:	Herz
Element:	Luft
Sternzeichen:	Waage
Planet:	Merkur

Wirkung auf den Körper:

anregend, antiseptisch, blähungsmindernd, blutdrucksenkend, geruchsneutralisierend, durchblutungsfördernd, entgiftend, galletreibend, harntreibend, insektenvernichtend, krampflösend, menstruationsfördernd, mikrobenabtötend, milzanregend, narbenbildend, parasitentötend, regenerationsfördernd, schmerzlindernd, schweißtreibend, stärkend, wundheilend, wurmtreibend, zellerneuernd

Anwendung: bei Abszessen, Akne, Allergien, Asthma, Bauchkrämpfen, Beingeschwüren, Blähungen, Blasenentzündungen, Bluthochdruck, Bronchitis, Ekzemen, Entzündungen, Epilepsie, Fadenpilzinfektionen, Fieber, Fieberausschlägen, Furunkeln, Fußpilz, Gallenbeschwerden, Grippe, Halsinfektionen, Hautentzündungen, Hefepilzbefall, Herpes, nervösen Herzbeschwerden, Herzbeklemmung, Herzflattern, Hexenschuss, Insektenstichen, Ischiasbeschwerden, Katarrh, Kehlkopfentzündung, Keuchhusten, Kopfschmerzen, Krätze, Lähmung, Läusen, Menstruationsbeschwerden, Migräne, Mundgeruch, Muskelschmerzen, Nervenentzündung, Ohrenschmerzen, prämenstruellem Syndrom (PMS), Rheumatismus, Reisekrankheiten, zu starker Schweißbildung,

Schwindel, Schuppen, Schuppenflechte, Übelkeit, Verbrennungen, Verdauungsstörungen, Verstauchungen, Weißfluss, Wunden; zur Bildung weißer Blutkörperchen, Stärkung des Immunsystems

Wirkung auf die Seele:
anregend, aufbauend, beruhigend, nervenstärkend, depressionsmildernd

Anwendung: bei Albträumen, Angst, Depressionen, Engegefühlen, Hysterie, Melancholie, Nervosität, Niedergeschlagenheit, Reizbarkeit, Schlaflosigkeit, Schock, sexueller Unruhe, Überreiztheit

Lavendel, fein (Lavande fine)

Name:	Lavandula officinalis, Lavandula angustifolia
Familie:	Labiatae/Lamiaceae; Lippenblütler
Vorkommen:	Südfrankreich, Italien
Gewinnung:	Wasserdampfdestillation der Blütenrispen
Duft/Geschmack:	frisch, blumig, krautig, luftig, klar
Note:	Herz
Element:	Luft
Sternzeichen:	Waage
Planet:	Merkur

L

Wirkung auf den Körper:
anregend, antiseptisch, blähungsmindernd, blutdrucksenkend, geruchsneutralisierend, durchblutungsfördernd, entgiftend, galletreibend, harntreibend, krampflösend, menstruationsfördernd, mikrobenabtötend, milzanregend, narbenbildend, parasitentötend, regenerationsfördernd, schmerzlindernd, schweißtreibend, stärkend, wundheilend, wurmtreibend, zellerneuernd

Anwendung: bei Abszessen, Akne, Allergien, Asthma, Bauchkrämpfen, Beingeschwüren, Blähungen, Blasenentzündung, Bluthochdruck, Bronchitis, Ekzemen, Entzündungen, Epilepsie, Fadenpilzinfektionen, Fieber, Fieberausschlägen, Furunkeln, Fußpilz, Gallenbeschwerden, Grippe, Halsinfektionen, Hautentzündungen, Hefepilzbefall, Herpes, nervösen Herzbeschwerden, Herzbeklemmung, Herzflattern, Hexenschuss, Insektenstichen, Ischiasbeschwerden, Katarrh, Kehlkopfentzündung, Keuchhusten, Kopfschmerzen, Krätze, Lähmung, Läusen, Menstruationsbeschwerden, Migräne, Mundgeruch, Muskelschmerzen, Nervenentzündung, Ohrenschmerzen, prämenstruellem Syndrom (PMS), Rheumatismus, Reisekrankheiten, zu starker Schweißbildung, Schwindel, Schuppen, Schuppenflechte, Übelkeit, Verbrennungen, Verdauungsstörungen, Verstauchungen, Weißfluss, Wunden; zur Bildung weißer Blutkörperchen, Stärkung des Immunsystems

Wirkung auf die Seele:
anregend, aufbauend, beruhigend, nervenstärkend, stimmungsaufhellend
Anwendung: bei Albträumen, Angst, Depressionen, Engegefühlen, Hysterie, Melancholie, Nervosität, Niedergeschlagenheit, Reizbarkeit, Schlaflosigkeit, Schock, sexueller Unruhe, Überreiztheit

Lavendelsalbei (Spanischer Salbei)

Name: Salvia lavandulaefolia
Familie: Labiatae/Lamiaceae; Lippenblütler
Vorkommen: Frankreich, Spanien
Gewinnung: Wasserdampfdestillation des Krautes
Duft/Geschmack: mild-kampferartig, frisch, krautig
Note: Kopf/Herz
Element: Luft
Sternzeichen: Waage
Planet: Merkur

Wirkung auf den Körper:
adstringierend, anregend, antiseptisch, blähungsmindernd, blutdrucksenkend, blutreinigend, geruchsneutralisierend, entzündungshemmend, fiebersenkend, krampflösend, magenstärkend, menstruationsfördernd, mikrobenabtötend, nervenstärkend, schleimlösend, verdauungsfördernd

Anwendung: bei Akne, Arthritis, Asthma, Durchblutungsstörungen, Ekzemen, Erkältung, Gelbsucht, Grippe, Haarausfall, Kopfschmerzen, Leberstauung, Menstruationsbeschwerden, Muskelschmerzen, Rheumatismus, Schuppen, starker Schweißbildung

Wirkung auf die Seele:
ausgleichend, stimmungsaufhellend
Anwendung: bei nervöser Erschöpfung
Vorsicht! Nicht während der Schwangerschaft anwenden.

Ledum

Name:	Ledum groenlandicum
Familie:	Ericaceae; Erikagewächse
Vorkommen:	Kanada
Gewinnung:	Wasserdampfdestillation des blühenden Krautes
Duft/Geschmack:	würzig, herb, erdig, moosig
Note:	Basis/Herz
Element:	Erde
Sternzeichen:	Stier
Planet:	Venus

Wirkung auf den Körper:

antiseptisch, entzündungshemmend, entgiftend, lymphflussanregend, mikrobenabtötend

Anwendung: bei Bauchspeicheldrüsenerkrankung, Blutergüssen, Leberinsuffizienz, Nierenproblemen, Prostatabeschwerden, Schilddrüsenproblemen; entgiftet und regeneriert die Leber; stärkt das Immunsystem

Wirkung auf die Seele:

beruhigend

Anwendung: bei Nervosität, Müdigkeit, Reizbarkeit

L

Lemongrass (Zitronengras)

Name: Cymbopogon citratus; Cymbopogon flexuosus
Familie: Poaceae; Süßgräser
Vorkommen: Afrika, Asien, Südamerika; tropische Gebiete
Gewinnung: Wasserdampfdestillation des Krautes
Duft/Geschmack: frisch, kräftig, kühl, zitrusartig
Note: Kopf
Element: Luft
Sternzeichen: Wassermann
Planet: Uranus

Wirkung auf den Körper:

abwehrstärkend, adstringierend, antiseptisch, bakterienvernichtend, blähungsmindernd, geruchsneutralisierend, entgiftend, entschlackend, fiebersenkend, gefäßerweiternd, gefäßstärkend, lymphflussanregend, mikrobenabtötend, milchtreibend, oxidationshemmend, pilztötend, schleimlösend, schmerzlindernd, stärkend, verdauungsfördernd, virenbekämpfend

Anwendung: bei Akne, Bindegewebsschwäche, Blähungen, Blutergüssen, Darmentzündungen, Dickdarmkatarrh, Durchblutungsstörungen, Durchfall, Erkältungskrankheiten, Fieber, Flöhen, Fußpilz, Infektionskrankheiten, Kopfschmerzen, Krampfadern, Läusen, Magenverstimmung, Muskelschmerzen, Ödemen, Quetschungen, zu starker Schweißbildung, Verstopfung, Zeckenbissen, Zerrungen; zur Straffung des Gewebes

Wirkung auf die Seele:

depressionsmildernd, nervenstärkend

Anwendung: bei nervöser Erschöpfung, Stressbeschwerden

Sonstiges: Insektenabwehr

Vorsicht!

Kann in Einzelfällen zu leichten allergischen Reaktionen führen und Lichtflecken auf der Haut verursachen.

Libanonzeder

(→Zeder – Cedrus)

Liebstöckel (Labstockwurzel, Maggiekraut)

Name:	Levistium officinale
Familie:	Apiaceae/Umbelliferae; Doldenblütler
Vorkommen:	Mittel- und Südeuropa, Westasien
Gewinnung:	Wasserdampfdestillation des Krautes und der Stängel
Duft/Geschmack:	würzig, warm, wurzelartig
Note:	Basis
Element:	Feuer
Sternzeichen:	Skorpion
Planet:	Mars

Wirkung auf den Körper:

antiseptisch, blähungsmindernd, blutreinigend, fiebersenkend, harntreibend, krampflösend, magenstärkend, menstruationsfördernd, mikrobenabtötend, schleimlösend, schweißtreibend, verdauungsfördernd
Anwendung: bei Anämie (Blutarmut), Appetitlosigkeit, Blähungen, Blasenentzündung, Durchblutungsstörungen, Gicht, Krämpfen, Magenverstimmungen, Menstruationsbeschwerden, Ödemen, Rheumatismus, Verdauungsproblemen

Wirkung auf die Seele:
keine bekannt
Anwendung: keine bekannt

Vorsicht!
Nicht in der Schwangerschaft verwenden – kann in der Sonne Lichtflecken auf der Haut verursachen.

Limette

Name:	Citrus medica; Citrus aurantifolia
Familie:	Rutaceae; Rautengewächse
Vorkommen:	Italien, Mexiko
Gewinnung:	Kaltpressung oder Wasserdampfdestillation der Schalen
Duft/Geschmack:	exotisch frisch, zitronig, süß, grünlich, fein-herb
Note:	Kopf
Element:	Luft
Sternzeichen:	Zwillinge
Planet:	Saturn

L

Wirkung auf den Körper:
antiseptisch, appetitanregend, bakterienvernichtend, blähungsmindernd, desinfizierend, fiebersenkend, harntreibend, magenanregend,
stärkend, virenbekampfend
Anwendung: bei Akne, Anämie (Blutarmut), Arthritis, Asthma,
Bindegewebsschwäche, Bluthochdruck, Bronchitis, Durchblutungsstörungen, Erkältung, Faltenbildung, Fieber, Furunkeln, Grippe,
Halsinfektionen, Hautirritationen, Herpes, Hornhaut, Infektionen,

Insektenstichen, Katarrh, Korpulenz (Dickleibigkeit), Krampfadern, Leber- und Gallenleiden, Magen-Darm-Problemen, Mundschleimhautgeschwüren, brüchigen Nägeln, Nasenbluten, neurovegetativer Funktionsstörung, Rheumatismus, Schnittverletzungen, Skorbut, Verdauungsstörungen, Warzen, Zellulitis; zur Pflege und Straffung der Haut

Wirkung auf die Seele:
depressionsmildernd, aufhellend, energiespendend, erheiternd, erfrischend, leicht erotisierend, inspirierend

Anwendung: bei Antriebslosigkeit, Arbeitsunlust, Depressionen, Lustlosigkeit, Müdigkeit; fördert die Fantasie

Sonstiges:
Deodorant

Vorsicht!
Kann Lichtflecken auf der Haut verursachen.

L

Linaloe

Name:	Bursera glabrifolia; Bursera delpechiana
Familie:	Burseraceae; Balsambaumgewächs
Vorkommen:	Brasilien, Mexiko
Gewinnung:	Wasserdampfdestillation der Holzspäne
Duft/Geschmack:	warm, süß-holzig, rosenholzartig
Note:	Herz/Basis
Element:	Erde
Sternzeichen:	Jungfrau
Planet:	Merkur

Wirkung auf den Körper:
antiseptisch, bakterienvernichtend, geruchsneutralisierend, entzündungshemmend, krampflösend, regenerierend
Anwendung: bei Akne, Hautentzündungen, Kopfschmerzen, Wunden

Wirkung auf die Seele:
depressionsmildernd, entspannend
Anwendung: bei Angstgefühlen, Albträumen, Cholerikern (beruhigend), Depressionen, stressbedingter Nervosität, Unausgeglichenheit, Stimmungsschwankungen

Litauischer Balsam

(→Birke)

Litsea

L

Name:	Litsea cubeba
Familie:	Lauraceae; Lorbeergewächse
Vorkommen:	China
Gewinnung:	Wasserdampfdestillation der Frucht
Duft/Geschmack:	exotisch frisch, blumig, zitronig
Note:	Kopf
Element:	Luft
Sternzeichen:	Zwillinge
Planet:	Merkur

Wirkung auf den Körper:
antiseptisch, bakterienvernichtend, geruchsneutralisierend, lymph-

stärkend, magenstärkend, pilztötend, schleimlösend, schmerzlindernd, verdauungsfördernd

Anwendung: bei Akne, Bluthochdruck, Gallenbeschwerden, Gelenkschmerzen, Hautirritationen, Herzrhythmusstörungen, Kopfschmerzen, Leberbeschwerden, Magenverstimmung, Menstruationsbeschwerden, Reisekrankheit, Schüttelfrost, körperlicher Schwäche, zu starker Schweißbildung, Virushepatitis (Viren-Gelbsucht); zur Hautpflege

Wirkung auf die Seele:
depressionsmildernd, konzentrationsfördernd

Anwendung: bei Depressionen, Energielosigkeit, Konzentrationsschwäche, Mattigkeit, Melancholie, geistiger Überanstrengung, nervösen Spannungen

Sonstiges:
zur Insektenabwehr, Luftreinigung

L

Lorbeer, westindischer

(→Bay)

Lorbeerblätter

Name:	Laurus nobilis
Familie:	Lauraceae; Lorbeergewächse
Vorkommen:	Mittel- und Südamerika, Südeuropa, Russland
Gewinnung:	Wasserdampfdestillation der Blätter
Duft/Geschmack:	aromatisch, frisch, kraftvoll, männlich-herb, würzig
Note:	Kopf/Herz
Element:	Feuer
Sternzeichen:	Schütze
Planet:	Mars

Wirkung auf den Körper:

antiseptisch, appetitanregend, bakterienvernichtend, blutdrucksenkend, leicht blutgerinnungshemmend, desinfizierend, geruchsneutralisierend, lymphflussstärkend, magenstärkend, pilztötend, schleimlösend, schmerzlindernd, schweißtreibend, verdauungsfördernd

Anwendung: bei Akne, Appetitverlust, Arthrose, Asthma, Atemnot mit Sauerstoffmangel, Blähungen, Blasenkatarrh, Erkältung, Fieber, Gallenbeschwerden, Gelenkschmerzen, Grippe, Erbrechen, Haarausfall, Hautirritationen, Koliken, Krampfhusten, Leberbeschwerden, Magenverstimmung, Mandelentzündungen, Menstruationsbeschwerden, Muskelschmerzen, Ohrenschmerzen, schwacher Periode, Polyarthritis, Quetschungen, Reizhusten, Rheumatismus, Rückenschmerzen, Schüttelfrost, Schuppen, Schwindel, Übelkeit, Verstauchungen, Virusinfektionen (auch Virushepatitis/Viren-Gelbsucht), Wunden; zur Verbesserung der Gelenkgeschmeidigkeit, zur Hautpflege

L

Wirkung auf die Seele:
begeisternd, beglückend, beruhigend, erdend, harmonisierend, depressionsmildernd

Anwendung: bei Angst, Hysterie, Lebenskrisen, Mattigkeit, anfälligem Nervensystem; zur Konzentrationsförderung; verleiht Beweglichkeit; stärkt das Selbstvertrauen; gibt innere Sicherheit

Vorsicht!
Nicht während der Schwangerschaft anwenden. Gering dosieren, sonst sind Hautreizungen möglich.

Luisenkraut

(→Verbene)

Lungenkraut

(→Eichenmoos)

L

Macisblüte

(→Muskatnuss)

Magenwurz

(→Kalmus)

Maggikraut

(→Liebstöckel)

Magnolienblätter

Name: Michelia alba
Familie: Magnoliaceae; Magnoliengewächs
Vorkommen: China
Gewinnung: Wasserdampfdestillation der Blätter
Duft/Geschmack: hell, fein-fruchtig, lieblich
Note: Herz
Element: Wasser
Sternzeichen: Krebs
Planet: Mond

M

Wirkung auf den Körper:
leicht beruhigend
Anwendung: bei nervösen Herzproblemen

Wirkung auf die Seele:
ausgleichend, euphorisierend, stimmungsaufhellend
Anwendung: fördert die Kreativität

Magnolienblüte

Name:	Michelia champaca
Familie:	Magnoliaceae; Magnoliengewächse
Vorkommen:	China
Gewinnung:	Wasserdampfdestillation der Blüten
Duft/Geschmack:	fein, lieblich, zart- fruchtig, blumig
Note:	Herz
Element:	Wasser
Sternzeichen:	Krebs/Fische
Planet:	Mond/Neptun

Wirkung auf den Körper:
keine bekannt
Anwendung: keine bekannt

Wirkung auf die Seele:
ausgleichend, euphorisierend, sinnlich, stimmungsaufhellend
Anwendung: zur Anregung der Träume

M

Mairose

Name:	Rosa centifolia
Familie:	Rosaceae; Rosengewächse
Vorkommen:	Marokko
Gewinnung:	Extraktion (Auszug) der Blüte mit Hexan
Duft/Geschmack:	fein, blumig, rosig
Note:	Herz
Element:	Wasser
Sternzeichen:	Fische
Planet:	Jupiter

Wirkung auf den Körper:

abführend, adstringierend, bakterienvernichtend, blutreinigend, blutstillend, entzündungshemmend, galletreibend, leberanregend, magenstärkend, menstruationsfördernd, narbenbildend, virenbekämpfend

Anwendung: bei Asthma, Durchblutungsstörungen, Ekzemen, Falten, Gallenentzündungen, Gebärmutterstörungen, Herpes, Herzklopfen, Heuschnupfen, Husten, Kopfschmerzen, Leberstauungen, Menstruationsbeschwerden, Tuberkulose, Übelkeit, Weißfluss; zur Hautpflege

M

Wirkung auf die Seele:

aphrodisierend, ausgleichend, stimmungsaufhellend, depressionsmildernd

Anwendung: bei Depressionen, Frigidität, Impotenz, Schlaflosigkeit, Stress

Majoran

Name:	Origanum majorana
Familie:	Labiatae/Lamiaceae; Lippenblütler
Vorkommen:	Ägypten, Irak, Iran, Libanon, Mittelmeerraum, Syrien
Gewinnung:	Wasserdampfdestillation des blühenden Krautes
Duft/Geschmack:	warm, würzig, krautig, kräftig
Note:	Kopf/Herz
Element:	Feuer
Sternzeichen:	Jungfrau/Steinbock
Planet:	Merkur/Saturn

Wirkung auf den Körper:

abführend, antiseptisch (stark), bakterienvernichtend, beruhigend, blähungsmindernd, blutdrucksenkend, desinfizierend, entzündungshemmend, gefäßerweiternd, harntreibend, herzwirksam, krampflösend, magenstärkend, menstruationsfördernd, nervenstärkend, oxidationshemmend, pilztötend, schleimlösend (stark), schmerzlindernd, schweißtreibend, stärkend, verdauungsfördernd, virenbekämpfend, wundheilend

Anwendung: bei Akne, Arthritis, Asthma, Blähungen, Blutergüssen, Bluthochdruck, Bronchitis, Darmproblemen, Durchblutungsstörungen, Erkältungen, Ekzemen, Frostbeulen, Gelenkschmerzen, Gicht, Gliederschmerzen, Halsentzündung, unreiner Haut, Hautproblemen, nervösen Herzbeschwerden, Heuschnupfen, Hexenschuss, Husten, Ischiasbeschwerden, Kopfschmerzen, Krampfadern, Leberfunktionsstörungen, Magenproblemen, Migräne, Milzstau, Muskelschmerzen, Muskelkater, Muskelstarre, Nasennebenhöhlenentzündung, ausbleibender oder schmerzhafter Periode, prämenstruellem Syndrom (PMS), Prellungen, Quetschungen, Rheumatismus, Stirnhöhlenentzündung, Verstauchungen, Verstopfung, Weißfluss, Zahnschmerzen, Zeckenbisse, Zerrungen; zur Aktivierung der Nierentätigkeit

Wirkung auf die Seele:
depressionsmildernd, beruhigend, seelisch entkrampfend, harmonisierend, nervenstärkend, schlaffördernd, sexuell dämpfend
Anwendung: bei Angst, Depressionen, Hysterie, Nervenüberreizung, Schlaflosigkeit, Stress, Überforderung, Unruhe, nervösen Zuckungen

Vorsicht!
Nicht während der Schwangerschaft anwenden. Wirkt sehr stark – nur in kleinen Mengen einsetzen.

Mandarine (Tangerine, Satsuma)

Name:	Citrus reticulata; Citrus madurensis
Familie:	Rutaceae; Rautengewächse
Vorkommen:	Afrika, Amerika, Asien, Frankreich, Italien, Spanien
Gewinnung:	Kaltpressung der Schalen
Duft/Geschmack:	süßlich, blumig, lieblich, weich-fruchtig
Note:	Kopf
Element:	Luft
Sternzeichen:	Waage
Planet:	Venus

M

Wirkung auf den Körper:
abführend, antiseptisch, appetitanregend, blähungsmindernd, harntreibend, abwehrstärkend, krampflösend (mild), lymphflussanregend, revitalisierend, stärkend, verdauungsfördernd

Anwendung: bei Akne, Darmbeschwerden, Magenverstimmung, Migräne, Muskelverspannung, Narben, Pickeln, Schluckauf, Schwangerschaftsstreifen, Verdauungsproblemen, Wasseransammlungen in Gelenken; zur Gesichtspflege, Hautpflege, Rekonvaleszenz

Wirkung auf die Seele:
depressionsmildernd, seelisch aufbauend, erheiternd, inspirationsfördernd, stimmungshebend

Anwendung: bei Aggressionen, Ängsten (bei Kindern), seelischen Krisen, cholerischen Menschen (beruhigend), Hyperaktivität (bei Kindern), Melancholie, Ruhelosigkeit, schulischer Überforderung, nervösen Verspannungen, Schlaflosigkeit, Trauerbewältigung; gibt Optimismus

Vorsicht!
Erhöht die Lichtempfindlichkeit der Haut.

Manuka

Name:	Leptospermum scoparium
Familie:	Myrtaceae; Myrtengewächse
Vorkommen:	Australien, Neuseeland
Gewinnung:	Wasserdampfdestillation der Blätter und Zweige
Duft/Geschmack:	eigen, etwas süßlich, erdig, würzig
Note:	Herz
Element:	Luft
Sternzeichen:	Jungfrau
Planet:	Merkur

Wirkung auf den Körper:
abwehrstärkend, antiseptisch, bakterientötend, entzündungshemmend, juckreizlindernd, narbenbildend, pilztötend (stark), schleimlösend, schmerzlösend, wundheilend

Anwendung: bei Abszessen, Akne, Allergien, Arthritis, Asthma, Blasenentzündung, Candida albicans, Erkältung, Ekzemen, Fußpilz, Grippe, Gürtelrose, Hautausschlägen, Hautirritationen, Nebenhöhlenentzündung, Polyarthritis, Rheumatismus, Schuppenflechte, Stirnhöhlenentzündung, Tuberkulose, Zahnfleischproblemen; zum Ausgleich des Hormonhaushalts

Wirkung auf die Seele:
psychisch aufbauend

Anwendung: bei innerer Unruhe, Schlafstörungen

Mastix (Pistazienöl)

Name:	Pistacia lentiscus
Familie:	Anacardiaceae; Sumachgewächse
Vorkommen:	Kanarische Inseln, Mittelmeerregion
Gewinnung:	Wasserdampfdestillation des Harzes
Duft/Geschmack:	schwach balsamisch, terpentinartig
Note:	Basis
Element:	Erde
Sternzeichen:	Steinbock
Planet:	Saturn

Wirkung auf den Körper:
adstringierend, anregend, antiseptisch, blutdrucksenkend, harntreibend, hustenreizlindernd, krampflösend, mikrobenabtötend, schleimlösend

Anwendung: bei Arthritis, Blasenentzündung, hohem Blutdruck (nervlich bedingt), Bronchitis, Durchfall, Erkältungen, Fadenpilzinfektion, Flöhen, Furunkeln, Gicht, Harnröhrenentzündung, Ischiasbeschwerden, Katarrh, Keuchhusten, Krätze, Läusen, Muskelschmerzen, Nervenschmerzen, Rheumatismus, Weißfluss, Wunden

Wirkung auf die Seele:
seelisch anregend, aufbauend, stimulierend
Anwendung: bei seelischer und nervlicher Abgespanntheit, Angst; Unruhe, stärkt das Selbstvertrauen

Vorsicht!
Kann in Einzelfällen leicht allergische Reaktionen hervorrufen.

Mate

Name:	Ilex paraguayensis
Familie:	Aquifoliaceae; Stechpalmengewächse
Vorkommen:	Brasilien, Paraguay
Gewinnung:	Extraktion der Blätter
Duft/Geschmack:	würzig
Note:	Kopf
Element:	Luft
Sternzeichen:	Zwillinge
Planet:	Merkur

Wirkung auf den Körper:
anregend, belebend, harntreibend
Anwendung: bei Schlankheitskuren; gegen Hungergefühle

Wirkung auf die Seele:
anregend
Anwendung: bei geistiger Ermüdung

Meerkiefer (Terpentin, Balsamterpentin)

Name:	Pinus pinaster
Familie:	Pinaceae; Piniengewächse
Vorkommen:	Amerika, Asien, Europa
Gewinnung:	Wasserdampfdestillation des Harzes
Duft/Geschmack:	harzig, frisch
Note:	Basis
Element:	Erde
Sternzeichen:	Steinbock
Planet:	Saturn

Wirkung auf den Körper:
antiseptisch, blutstillend, durchblutungsfördernd, harntreibend, krampflösend, mikrobenabtötend, narbenbildend, parasitentötend, schleimlösend, schmerzlindernd, stärkend, wurmtreibend

Anwendung: bei Blasenentzündung, Bronchitis, Epilepsie, Gallensteinen, Haarausfall, Halsentzündung, Harnwegsinfektionen, Ischiasbeschwerden, Katarrh, Keuchhusten, Migräne, Nierenentzündung, Rheumatismus, Tuberkulose, Wassersucht, Weißfluss; zur Atemwegsbefreiung

Wirkung auf die Seele:
keine bekannt
Anwendung: keine bekannt

Vorsicht!
Nur in Maßen anwenden – kann zu Nierenreizung und allergischen Reaktionen führen.

Melisse (Zitronenmelisse, Gartenmelisse, Bienenkraut)

Name:	Melissa officinalis
Familie:	Labiatae/Lamiaceae; Lippenblütler
Vorkommen:	Europa, Mittelmeerregion, Südamerika, Vorderasien
Gewinnung:	Wasserdampfdestillation des Krautes
Duft/Geschmack:	leicht, frisch, zitrusartig
Note:	Herz
Element:	Wasser
Sternzeichen:	Krebs
Planet:	Mond

Wirkung auf den Körper:
bakterienvernichtend, blähungsmindernd, blutdrucksteigernd, fiebersenkend, krampflösend, magenstärkend, menstruationsfördernd, schweißtreibend, gebärmutterstärkend/-unterstützend, virenbekämpfend, wurmtreibend

Anwendung: bei Allergien, Asthma, Blähungen, hohem Blutdruck, Blutergüssen, Bronchitis, Darmbeschwerden, Ekzemen, Gürtelrose, Erbrechen, Herpes (Lippenbläschen), nervösen Herzbeschwerden, Herzschwäche, Heuschnupfen, chronischem Husten, Insektenstichen, Kreislaufschwäche, Kopfschmerzen, Koliken, Magenverstimmung, Menstruationsbeschwerden, Migräne, Milchknoten, Prellungen, Reisekrankheit, Schilddrüsenerkrankung, Schluckauf,

Schuppen, Schwindel, Übelkeit, Wechseljahresbeschwerden; zur Hautpflege

Wirkung auf die Seele:
beruhigend, seelisch harmonisierend, nervenstärkend; depressionsmildernd

Anwendung: bei Albträumen, Angst, nervlicher Anspannung, seelischem Herzschmerz, Liebeskummer, Melancholie, Nervenzusammenbruch, Niedergeschlagenheit, Prüfungsangst, Schlafstörungen, Schock, Stress, Trauer, Wetterfühligkeit, Wut; schenkt Frieden und Gelassenheit; verleiht Stärke und Ausdauer

Sonstiges:
Insektenschutz

Vorsicht!
Stark verdünnen – kann sonst zu Hautreizungen und allergischen Reaktionen führen.

Melisse, indisch

M

Name:	Melissa indicum; Destillat aus Melisse und Citronellagras
Vorkommen:	Europa, Südamerika, Vorderasien
Gewinnung:	Wasserdampfdestillation des Krautes
Duft/Geschmack:	frisch, zitrusartig
Note:	Herz/Kopf
Element:	Wasser
Sternzeichen:	Zwillinge
Planet:	Merkur

Wirkung auf den Körper:

antibakteriell, blutreinigend, blähungsmindernd, menstruationsfördernd, schleimlösend, virenbekämpfend

Anwendung: bei Infektionen, Nebenhöhlenentzündung, Migräne, Stirnhöhlenentzündung

Wirkung auf die Seele:

erfrischend, harmonisierend, konzentrationsfördernd; stimmungsaufhellend

Anwendung: bei Depressionen, Müdigkeit, Schwindelgefühl

Mimose, Falsche (Silberakazie)

Name:	Acacia dealbata
Familie:	Fabaceae; Hülsenfrüchtler
Vorkommen:	Astralien, Brasilien, Indien, Südafrika, Südfrankreich
Gewinnung:	Extraktion (Auszug) der Blüten mit Hexan
Duft/Geschmack:	süß, blumig, warm, lieblich, herb
Note:	Herz
Element:	Feuer
Sternzeichen:	Schütze
Planet:	Jupiter

Wirkung auf den Körper:

antiseptisch, blutreinigend, entzündungshemmend, feuchtigkeitsspendend, hautpflegend, herzstärkend

Anwendung: bei Durchfall, Hautpflege, Herzschwäche, Leberproblemen, Milzerkrankungen

Wirkung auf die Seele:
leicht euphorisierend, optimistisch stimmend, wärmend
Anwendung: bei Angst, Depressionen, Gefühlskälte, Überempfindlichkeit, Schlafstörungen, Schock; gegen seelische Kälte, Minderwertigkeitsgefühle; schenkt Optimismus

Vorsicht!
Nicht innerlich einnehmen.

Minzöl (Ackerminze)

Name:	Mentha arvensis
Familie:	Labiatae/Lamiaceae; Lippenblütler
Vorkommen:	Asien, Europa, Südamerika
Gewinnung:	Wasserdampfdestillation der Blätter und Blüten
Duft/Geschmack:	frisch, leicht scharf
Note:	Kopf
Element:	Luft
Sternzeichen:	Zwillinge
Planet:	Wassermann

M

Wirkung auf den Körper:
anregend, antiseptisch, blähungsmindernd, krampflösend, leberanregend, magenstärkend, menstruationsfördernd, mikrobenabtötend, schleimlösend, schmerzlindernd, schweißhemmend, verdauungsfördernd
Anwendung: bei Asthma, Bronchitis, Durchfall, Erbrechen, Erkältung, Föhnbeschwerden, Gallensteinen, Gelenkschmerzen, Herzklopfen, Husten, Ischiasbeschwerden, Kopfschmerzen, Lähmungen, Migräne, Mundgeruch, Mundschleimhautentzündung, Muskelschmerzen,

Nebenhöhlenentzündung, Ohnmacht, Schnupfen, Schock, Schwindel, Tuberkulose, Übelkeit, Zahnschmerzen

Wirkung auf die Seele:
belebend, erfrischend, gedächtnisstärkend, konzentrationsfördernd, triebdämpfend
Anwendung: bei Konzentrationsschwäche, geistigen Erschöpfungszuständen, seelischen Schockzuständen, Wetterfühligkeit; fördert klares Denken und die Vernunft

Vorsicht!
Nicht anwenden bei Heuschnupfen. Nicht während einer homöopathischen Behandlung einsetzen. Nicht innerlich anwenden bei Kindern unter sechs Jahren.

Mistel

Name:	Viscum album
Familie:	Santalaceae; Sandelholzgewächse
Vorkommen:	Europa
Gewinnung:	Wasserdampfdestillation der Blätter
Duft/Geschmack:	strohig, schwach ranzig, etwas bitter
Note:	Herz
Element:	Wasser
Sternzeichen:	Fische
Planet:	Neptun

Wirkung auf den Körper:
abwehrstärkend, blutdruckregulierend, harntreibend (leicht), herzstärkend, krampflösend

Anwendung: bei Arteriosklerose, leichtem Bluthochdruck, Gicht, Harnsteinen, Kreislaufstörungen, Krebs, Kopfschmerzen, Nierenkoliken, Tumorerkrankungen

Wirkung auf die Seele:
beruhigend
Anwendung: bei nervösen Herzbeschwerden, Schwindelgefühl

Vorsicht!
Nur äußerlich anwenden, sehr schwach dosieren – kann sonst Lähmungen auslösen und bis zum Atemstillstand führen.

Moschuskern

Name:	Hibiscus abelmoschus;
	Abelmoschus moschatus
Familie:	Malvaceae; Malvengewächse
Vorkommen:	Ägypten, Angola, Java (Indonesien),
	Ostindien, Südamerika
Gewinnung:	Wasserdampfdestillation des Samens
Duft/Geschmack:	schwer, erotisch, männlich, intensiv, blumig-süß
Note:	Basis
Element:	Erde
Sternzeichen:	Stier/Skorpion
Planet:	Venus/Mars

M

Wirkung auf den Körper:
blähungsmindernd, krampflösend, magenstärkend
Anwendung: bei Durchblutungsstörungen, Krämpfen, Muskelschmerzen

Wirkung auf die Seele:
aphrodisisch, beruhigend, besänftigend, depressionsmildernd, erotisierend (stark), nervenstärkend, stimulierend
Anwendung: bei Depressionen, Frigidität, Gefühlskälte, Impotenz, Melancholie, nervösen Spannungen, nervlicher Überreizung

Vorsicht!
Nicht innerlich einnehmen.

Muskatellersalbei

Name:	Salvia sclarea
Familie:	Labiatae/Lamiaceae; Lippenblütler
Vorkommen:	Kleinasien, Nordafrika, Russland, Südeuropa
Gewinnung:	Wasserdampfdestillation des blühenden Krautes
Duft/Geschmack:	süß, nussartig, leicht holzig, intensiv krautig
Note:	Kopf/Herz
Element:	Luft/Feuer
Sternzeichen:	Fische
Planet:	Neptun

Wirkung auf den Körper:
abführend, adstringierend, antibakteriell, antiseptisch, blähungswidrig, blutdrucksenkend, geruchsneutralisierend, entzündungshemmend, fiebersenkend, gebärmutterstärkend/-unterstützend, krampflösend, magenstärkend, menstruationsfördernd, mikrobenabtötend, narbenbildend, pilztötend, schweißregulierend, stärkend, verdauungsfördernd
Anwendung: bei Akne, Asthma, Atemwegsentzündungen, Augenentzündung, Blähungen, Bluthochdruck, Bronchitis, Entzündungen,

Falten, Furunkeln, Geschwüren, Grippe, Haarausfall, Halsinfektionen, Harnwegsentzündung, Keuchhusten, Kopfschmerzen, Krämpfen, Magenkrämpfen, Menstruationsbeschwerden, Migräne, Muskelschmerzen, Nierenleiden, ausbleibender oder schmerzhafter Periode, prämenstruellem Syndrom (PMS), Schuppen, zu starker Schweißbildung, Verdauungsstörungen, Wechseljahresbeschwerden, Wehenschmerzen, Weißfluss, Zahnschmerzen; zur Hautpflege

Wirkung auf die Seele:
entspannend, stark euphorisierend, inspirierend, nervenstärkend; stimmungsaufhellend
Anwendung: bei Angst, Depressionen, Frigidität, Hyperaktivität bei Kindern, Hysterie, Impotenz, psychischen Wechseljahresbeschwerden, Müdigkeit, Nervosität, Niedergeschlagenheit, Pubertätskrisen, Schlaflosigkeit, Unausgeglichenheit, Verfolgungsangst, Weinerlichkeit; zur Aktivierung der Träume

Vorsicht!
Nicht anwenden während der Schwangerschaft. Nicht zusammen mit eisenhaltigen Medikamenten und nicht mit Alkohol verwenden – wirkt sonst stark einschläfernd.

M

Muskatnuss (Macisblüte)

Name:	Myristica fragrans
Familie:	Myristicaceae; Muskatnussgewächse
Vorkommen:	Borneo (Kalimantan, Indonesien), Brasilien, China, Indien, Sri Lanka
Gewinnung:	Wasserdampfdestillation der zerkleinerten Blütensamen
Duft/Geschmack:	warm, würzig, herb, aromatisch, weich
Note:	Basis
Element:	Erde
Sternzeichen:	Löwe
Planet:	Sonne

Wirkung auf den Körper:

anregend, antirheumatisch, antiseptisch, appetitanregend, blähungsmindernd, durchblutungsfördernd, erbrechenverhindernd, krampflösend, kreislaufanregend, larventötend, magensaftanregend, menstruationsfördernd, oxidationshemmend, schmerzlindernd, stärkend, verdauungsfördernd (stark)

Anwendung: bei Arthritis, Bakterieninfektionen, Blähungen, niedrigem Blutdruck, Darmbeschwerden, Durchblutungsstörungen, Durchfall, Gallenbeschwerden, Gelenkschmerzen, Gicht, Grippe, Hämorrhoiden, Herzschwäche, Ischiasbeschwerden, Kreislaufschwäche, Kreislaufschwankungen, Leberbeschwerden, Magenverstimmung, Mundgeruch, Muskelkater, Muskelschmerzen, Nasenbluten, Nervenentzündungen, Rheumatismus, Ruhr, Schmerzzuständen, Übelkeit, träger Verdauung

Wirkung auf die Seele:

stark anregend, depressionsmildernd, konzentrationsfördernd, nervenstärkend, traumfördernd

Anwendung: bei Benommenheit, Depressionen, Energielosigkeit, Frigidität, Impotenz, Konzentrationsschwäche, Müdigkeit, Schlafsucht, innerem Zittern; zur Anregung der Hirntätigkeit

Vorsicht!
Sparsam verwenden, kann bei großen Mengen zu Rauschzuständen oder Herzrasen und Übelkeit führen. Nicht geeignet für Epileptiker und für Kleinkinder. Nicht während der Schwangerschaft anwenden.

Myrrhe

Name:	Commiphora myrrha; Commiphora molmol; Commiphora abyssinica
Familie:	Burseraceae; Balsamgewächse
Vorkommen:	Arabien, Jemen, Nord- und Ostafrika, Somalia, Sudan
Gewinnung:	Extraktion (Auszug) sowie Wasserdampfdestillation des Harzes
Duft/Geschmack:	balsamisch, warm-würzig, herb-bitter
Note:	Herz
Element:	Erde
Sternzeichen:	Jungfrau
Planet:	Merkur

M

Wirkung auf den Körper:
adstringierend, antiseptisch, blähungsmindernd, blutstillend, desinfizierend, durchblutungsfördernd, entzündungshemmend, hautstraffend, menstruationsfördernd, pilztötend, schleimlösend, vitalisierend, wundheilend

Anwendung: bei Arthritis, Asthma, Bronchitis, Drüsenfieber, Erkältung, Ekzemen, Fußpilz, Geschwüren, Hämorrhoiden, Hautalterung, Hautproblemen, Hautpflege, Heiserkeit (zum Gurgeln), Husten, Juckreiz, Katarrh, Menstruationsschmerzen, Mundgeruch, Muskelschmerzen, Rachenentzündung, Rheumatismus (als Rheumapflaster), Stimmverlust, Verdauungsbeschwerden, Zahn- und Zahnfleischproblemen

Wirkung auf die Seele:
reinigt die Seele, fördert innere Ruhe und Ausgeglichenheit, gibt Kraft, wirkt ausgleichend bei psychischer Erschöpfung
Anwendung: bei Antriebslosigkeit, geistiger Müdigkeit; steigert Optimismus, Zuversicht

Sonstiges:
Meditationsöl

Vorsicht!
Nicht während der Schwangerschaft einsetzen – Myrrhe regt die Gebärmutter an.

M

Myrte

Name:	Myrtus communis
Familie:	Myrtaceae; Myrtengewächse
Vorkommen:	Mittelmeerraum, Pakistan
Gewinnung:	Wasserdampfdestillation der Zweigspitzen
Duft/Geschmack:	frisch, krautig, leicht würzig, leicht balsamig
Note:	Kopf/Herz
Element:	Luft
Sternzeichen:	Jungfrau
Planet:	Merkur

Wirkung auf den Körper:

abwehrstärkend, adstringierend, antiseptisch, auswurffördernd, geruchsneutralisierend, entzündungshemmend, hautpflegend, schleimlösend, schmerzlindernd

Anwendung: bei Akne, Allergien, Blasenentzündung, Bronchitis, Darmbeschwerden, Durchfall, Gelenkschmerzen, Gesichtspflege, Halsentzündung, Hämorrhoiden, Hautproblemen, Heiserkeit, Husten, Keuchhusten, Lungeninfektion, Muskelschmerzen, Nasenschleimhautentzündung, Ohrenentzündung, Prostataentzündung, Raucherhusten, rheumatischen Beschwerden, Schnupfen, Stirnhöhlenentzündung, Tuberkulose, Unterleibsbeschwerden; wirkt entstauend auf das Lymphsystem

Wirkung auf die Seele:

ausgleichend, harmonisierend

Anwendung: bei Angst, geistig-seelischer Unausgeglichenheit, Reizbarkeit, Selbstzerstörung, Stimmungsschwankungen, Todesängsten, Überarbeitung, Unsicherheit, Verzweiflung; schenkt Gelassenheit, gibt Kraft

M

Sonstiges:

gutes Meditationsöl, reinigt die Aura

M

Nachthyazinthe

(→ Tuberose)

Nana-Minze

Name:	Mentha spicata
Familie:	Labiatae/Lamiaceae; Lippenblütler
Vorkommen:	Marokko
Gewinnung:	Wasserdampfdestillation der Blätter
Duft/Geschmack:	frisch, lieblich, minzig
Note:	Kopf
Element:	Luft
Sternzeichen:	Zwillinge
Planet:	Merkur

Wirkung auf den Körper:

adstringierend, antiseptisch, örtlich betäubend, blähungsmindernd, entstauend, fiebersenkend, galletreibend, harntreibend, krampflösend, leberanregend, magenstärkend, verdauungsfördernd

Anwendung: bei Akne, Asthma, Blähungen, Bronchitis, Erkältung, Fieber, Gallenbeschwerden, Kopfschmerzen, Leberbeschwerden, Migräne, Nebenhöhlenentzündung, Übelkeit

Wirkung auf die Seele:

anregend, erfrischend, klärend, nervenstärkend

Anwendung: bei Konzentrationsschwäche, Stress

N

Narde

Name:	Nardostachys jatamansi
Familie:	Valerianaceae; Baldriangewächse
Vorkommen:	Himalajagebirge (Indien und China)
Gewinnung:	Wasserdampfdestillation der Wurzel
Duft/Geschmack:	herb, bitter, erdig, weich, süß-holzig
Note:	Basis
Element:	Erde
Sternzeichen:	Jungfrau
Planet:	Merkur

Wirkung auf den Körper:

abführend, bakterienvernichtend, blutdrucksenkend, geruchsneutralisierend, fiebersenkend, herzstärkend, krampflösend, magenstärkend, pilztötend

Anwendung: bei Allergien, Darmkoliken, nervöser Darmschwäche, Entzündungen, Epilepsie, Gallenstörungen, Hautirritationen, nervösen Herzbeschwerden, nervösen Kreislaufstörungen, Koliken, nervöser Magenschwäche, Menstruationsbeschwerden, Migräne, Unterleibserkrankungen

Wirkung auf die Seele:

anregend, beruhigend, entspannend, nervenstärkend, schlaffördernd, stabilisierend

Anwendung: bei Leistungsdruck, Nervenschwäche, Unausgeglichenheit, Schlaflosigkeit, Stress; löst emotionale Blockaden, schenkt Gelassenheit, gibt Kraft

Sonstiges:

gutes Meditationsöl

Narzisse

Name: Narcissus poeticus
Familie: Amaryllidaceae; Amaryllisgewächse
Vorkommen: Südeuropa, Naher Osten
Gewinnung: Extraktion (Auszug) der Blüten mit Hexan
Duft/Geschmack: süß, romantisch, weich, anschmiegsam, blumig, fein
Note: Herz
Element: Wasser
Sternzeichen: Waage
Planet: Venus

Wirkung auf den Körper:
krampflösend
Anwendung: bei Übelkeit (verursacht Erbrechen)

Wirkung auf die Seele:
aphrodisisch, inspirierend, stimmungshebend, erotisierend
Anwendung: fördert die Intuition, beflügelt die Fantasie

Vorsicht!
Keine orale Einnahme – giftig. Kann von Erbrechen über Lähmung bis zum Tod führen.

Nelke (Eugenol, Gewürznelke)

Name:	Syzygium aromaticum; Eugenia caryophyllata
Familie:	Myrtaceae; Myrtengewächse
Vorkommen:	Ostafrika, Sansibar, Südostasien
Gewinnung:	Wasserdampfdestillation
Duft/Geschmack:	süßlich, würzig, leicht scharf, holzig
Note:	Herz/Basis
Element:	Erde
Sternzeichen:	Löwe
Planet:	Sonne

Wirkung auf den Körper:

antibiotisch, antiseptisch, blähungsmindernd, geruchsneutralisierend, erbrechenverhindernd, geburtsfördernd, krampflösend, larventötend, magenstärkend, oxidationshemmend, verdauungsfördernd, virenbekämpfend, wehenfördernd, wundheilend

Anwendung: bei Akne, Arthritis, Asthma, Bronchitis, Darmparasiten, Durchfall, Erkältungen, Fieber, Fußpilz, Geschwüren, Koliken, Krätze, Magen-Darm-Beschwerden, Mundgeruch, Mundschleimhautentzündungen (zum Gurgeln), Prellungen, Quetschungen, Rheumatismus, Schnittverletzungen, Übelkeit, Verbrennung, Verdauungsstörungen, Verstauchungen, Warzen, Wehenschwäche, Wunden, Zahnschmerzen; zur Linderung der Wehenschmerzen

Wirkung auf die Seele:

aphrodisisch, harmonisierend, inspirierend, konzentrationsfördernd, nervenstärkend, sexuell anregend, sinnlich

Anwendung: bei Gedächtnisschwäche, geistig-seelischen Blockaden, Introvertiertheit, Stress; schenkt Geborgenheit; löst seelische Konflikte; verleiht Kraft zum Loslassen; gibt Zufriedenheit

Sonstiges:
zur Insektenabwehr

Vorsicht!
Nur stark verdünnt verwenden – kann zu Hautreizungen führen. Nicht während der Schwangerschaft anwenden.

Nelkenpfeffer

(→Piment)

Neroli (Orangenblüte)

Name:	Citrus aurantium var. amara; Citrus bigaradia
Familie:	Rutaceae; Rautengewächse
Vorkommen:	Nordafrika, Naher Osten, Südeuropa
Gewinnung:	Wasserdampfdestillation oder Extraktion (Auszug) mit Hexan der weißen Blüten
Duft/Geschmack:	warm, süßlich, blumig-zart, lieblich
Note:	Herz
Element:	Luft
Sternzeichen:	Löwe/Krebs
Planet:	Sonne/Mond

N

Wirkung auf den Körper:
antiseptisch, bakterienvernichtend, blähungsmindernd, geruchsneutralisierend, hautpflegend, herzberuhigend, herzrhythmusregulierend, herzstärkend, krampflösend, narbenbildend, pilztötend, regenerierend, verdauungsfördernd

Anwendung: bei Bronchitis, Darmproblemen, Kopfschmerzen, Leberbeschwerden, Magenproblemen, Menstruationsbeschwerden, prämenstruellem Syndrom (PMS); zur Hautpflege, Stimulation der Zellerneuerung

Wirkung auf die Seele:
aphrodisierend, depressionsmildernd (stark), seelisch entkrampfend, erotisierend

Anwendung: bei Angst, Arbeitsunlust, psychosomatischen Beschwerden, emotionaler Dünnhäutigkeit, seelischer Erschöpfung, Nervosität, Prüfungsangst, Schlaflosigkeit, Schock, Verzweiflung, Hysterie; verbessert das Gedächtnis, heilt seelische Narben

Sonstiges:
stärkt die Aura; »Seelenöl«/»Balsam für die Seele« (sehr gut)

Niaouli

Name:	Melaleuca viridiflora
Familie:	Myrtaceae; Myrtengewächse
Vorkommen:	Australien, Nordafrika
Gewinnung:	Wasserdampfdestillation der Blätter und Zweige
Duft/Geschmack:	krautig, scharf, kampferartig, hell, klar
Note:	Kopf/Herz
Element:	Luft
Sternzeichen:	Jungfrau
Planet:	Merkur

Wirkung auf den Körper:

abwehrstärkend, antiseptisch (stark), bakterienvernichtend, entzündungshemmend, fiebersenkend, krampflösend, narbenbildend, pilztötend, schleimlösend, schmerzstillend, schweißtreibend, virenbekämpfend, wurmtreibend

Anwendung: bei Akne, Arthritis, Asthma, Blasenentzündung, Bronchitis, Darmparasiten, Darmstörungen, Furunkeln, Gelenkschmerzen, Geschwüren, Grippe, Gürtelrose, Harnwegsinfektionen, Hautproblemen, Herpes (Lippenbläschen), Keuchhusten, Kopfschmerzen, Magenstörungen, Muskelverspannungen, Nebenhöhlenentzündung, Niereninfektionen, Pergamenthaut, Polyarthritis, rheumatischen Beschwerden, Schleimhautentzündungen, Schnupfen, Stirnhöhlenentzündung, Verbrennungen, Würmern, Wunden

Wirkung auf die Seele:

anregend, konzentrationsfördernd, stärkend, depressionsmildernd

Anwendung: bei Angst, Antriebslosigkeit, Depressionen

N

Odinskopf

(→Alant)

Olibanum

(→Weihrauch)

Opopanax

Name:	Commiphora erythraea
	(stammt von: Opopanax chironium)
Familie:	Burseraceae; Balsambaumgewächse
Vorkommen:	Iran, Kleinasien, Südeuropa
Gewinnung:	Wasserdampfdestillation des Harzes
Duft/Geschmack:	süß, holzig, wurzelartig
Note:	Basis
Element:	Erde
Sternzeichen:	Stier
Planet:	Venus

Wirkung auf den Körper:

antiseptisch, hustenreizlindernd, krampflösend, schleimlösend

Anwendung: bei Atemwegserkrankungen, Asthma, Blähungen, Bronchitis, Durchfall, Zahnfleischentzündungen

Wirkung auf die Seele:

ausgleichend, seelisch entkrampfend, entspannend, gedankenvertiefend, wärmend

Anwendung: bei nervlicher Überanstrengung, Nervosität

Sonstiges:
gutes Meditationsöl

Orange (Apfelsine)

Name:	Citrus aurantium; Citrus sinensis
Familie:	Rutaceae; Rautengewächse
Vorkommen:	Afrika, China, Pakistan, Südeuropa, USA
Gewinnung:	Kaltpressung der Schalen
Duft/Geschmack:	frisch, süßlich, warm, fruchtig
Note:	Kopf
Element:	Luft
Sternzeichen:	Löwe
Planet:	Sonne

Wirkung auf den Körper:

antiseptisch, appetitanregend, bakterienvernichtend, blähungsmindernd, blutdrucksenkend, desinfizierend, entschlackend, entzündungshemmend, fiebersenkend, galletreibend, gewebestärkend, hautentschlackend, hautstraffend, herzstärkend, magenstärkend, pilztötend, verdauungsfördernd

Anwendung: bei Blasenentzündung, Fieber, Gallenstau, Hautentschlackung, Hautpflege, Korpulenz (Dickleibigkeit), Mundschleimhautgeschwüren, Nierenproblemen, Verdauungsstörungen, Verstopfung, Wasseransammlung, Zahnfleischentzündung, Zellulitis; anregend für den Lymphfluss

Wirkung auf die Seele:

aufmunternd, entspannend, erheiternd, harmonisierend, wärmend; depressionsmildernd

O

Anwendung: bei Angst, Depressionen, Herzklopfen, Konzentrations-schwäche, Nervosität, Schlaflosigkeit, Schwermut, Stress, Traurigkeit, Verbissenheit

Vorsicht!
Kann Lichtflecken auf der Haut verursachen.

Orangenblüte

(→Neroli)

Oregano (Wilder Majoran)

Name:	Origanum vulgare
Familie:	Labiatae/Lamiaceae; Lippenblütler
Vorkommen:	Mittel- und Südeuropa, Nordafrika, Russland
Gewinnung:	Wasserdampfdestillation der Blätter
Duft/Geschmack:	herb, dumpf, leicht scharf, würzig
Note:	Basis
Element:	Feuer/Erde
Sternzeichen:	Jungfrau
Planet:	Merkur

Wirkung auf den Körper:
appetitanregend, auswurffördernd, bakterienvernichtend, blähungs-mindernd, durchblutungsfördernd, entzündungshemmend, fieber-senkend, harntreibend, krampflösend, keimtötend (stark), magen-stärkend, menstruationsfördernd, schleimlösend, schmerzlindernd, schweißtreibend, wurmtreibend, zellschützend

Anwendung: bei Akne, Appetitlosigkeit, Asthma, Bronchitis, Durchblutungsstörungen, Durchfall, Ekzemen, Erbrechen, Fußpilz, Gelbsucht, Gelenkschmerzen, Grippe, Hautparasiten, fiebrigen Infektionen, Insektenstichen, Keuchhusten, Koliken, Läusen, Magenschwäche, Muskelschmerzen, Nebenhöhlenentzündung/-vereiterung, Reizhusten, Rheumatismus, Stirnhöhlenentzündung/-vereiterung, Zellulitis; zur Hautpflege

Wirkung auf die Seele:
gedächtnisanregend
Anwendung: bei Altersbeschwerden, psychosomatischen Erkrankungen, Gedächtnisschwäche; wirkt ausgleichend auf den inneren Kräftehaushalt

Vorsicht!
Nicht während der Schwangerschaft anwenden. Wirkt hautreizend.

Oregonbalsam

(→Douglasfichte)

O

Osmanthus

Name:	Osmanthus fragrans
Familie:	Oleaceae; Ölbaumgewächse
Vorkommen:	China
Gewinnung:	Extraktion (Auszug) der Blüten mit Hexan
Duft/Geschmack:	voll, exotisch, süß, blumig
Note:	Herz
Element:	Wasser
Sternzeichen:	Stier
Planet:	Venus

Wirkung auf den Körper:
keine bekannt
Anwendung: keine bekannt

Wirkung auf die Seele:
ausgleichend, harmonisierend, stimmungsaufhellend
Anwendung: bei Melancholie

Oud

(→Agarholz)

O

Palmarosa (Ingwergras, Gingergrass)

Name:	Cymbopogon martinii
Familie:	Poaceae; Süßgräser
Vorkommen:	Java (Indonesien), Nordafrika, Ostindien
Gewinnung:	Wasserdampfdestillation des Grases
Duft/Geschmack:	grasig, feinblumig, rosenartig, frisch, geranienähnlich
Note:	Herz/Kopf
Element:	Wasser
Sternzeichen:	Fische
Planet:	Neptun

Wirkung auf den Körper:

antiseptisch, bakterienvernichtend, blutdrucksenkend, durchblutungsfördernd, entzündungshemmend, fiebersenkend, hautpflegend, krampflösend, narbenbildend, schmerzlindernd, stärkend, talgdrüsenregulierend, verdauungsfördernd, zellregenerierend

Anwendung: bei Akne, Allergien, Appetitlosigkeit, hohem Blutdruck, Darminfektionen, Darmträgheit, Falten, Infektionen der Geschlechtsteile/Harnwege/Haut, Hautabschürfungen, Herpes, Kopfschmerzen, Krämpfen, Menstruationsbeschwerden, Narben, Ruhr, Typhus; zur Zellgewebsregeneration

Wirkung auf die Seele:

harmonisierend, sanftmütig stimmend, stimmungsaufhellend

Anwendung: bei Depressionen, nervöser Erschöpfung, Hysterie, Nervosität, Schlafstörungen, Stimmungsschwankungen, Verspannungen; verleiht Zuversicht und Zufriedenheit

P

zur Luftreinigung

Pampelmuse

(→Grapefruit)

Patschuli

Name:	Pogostemon patchouli, Pogostemon cablin
Familie:	Labiatae/Lamiaceae; Lippenblütler
Vorkommen:	China, Indien, Seychellen, Südostasien, Südamerika
Gewinnung:	Wasserdampfdestillation der getrockneten und meist fermentierten Blätter
Duft/Geschmack:	schwer, blumig, moosig, rauchig, herb-süß, exotisch
Note:	Basis/Herz
Element:	Erde
Sternzeichen:	Stier
Planet:	Venus

Wirkung auf den Körper:

adstringierend, anregend, antiseptisch, bakterienvernichtend, blähungsmindernd, geruchsneutralisierend, entzündungshemmend, erbrechenverhindernd, fiebersenkend, harntreibend, magenstärkend, narbenbildend, pilztötend, verdauungsfördernd, virenbekämpfend, wundheilend, zellregenerierend

Anwendung: bei Abszessen, Akne, Brandwunden, Eiterflechte, Ekzemen, Falten, Fußpilz, Hämorrhoiden, Hautleiden, Mundpilz, Neurodermitis, Pilzinfektionen, Schuppen, Schürfwunden, Scheidenpilz, Vergiftungen; zur Haarpflege

Wirkung auf die Seele:
aphrodisierend, depressionsmildernd, erdend, erotisierend, nervenstärkend
Anwendung: bei Angst, Depressionen, nervöser Erschöpfung, Frigidität, Konzentrationsschwäche; bringt Erdung; stärkt das Selbstbewusstsein; gibt Sicherheitsgefühl; verleiht Standhaftigkeit

Sonstiges:
sehr gutes Meditationsöl; vertreibt Motten

Vorsicht!
Nicht innerlich einnehmen.

Pelargonie

(→Rosengeranie)

P

Perubalsam (Wundbalsam)

Name:	Myroxylon balsamum var. pereirae
Familie:	Fabaceae; Hülsenfrüchtler
Vorkommen:	Mittelamerika
Gewinnung:	Hochvakuum-Trockendestillation aus dem rohen Balsam oder mit Wasserdampfdestillation der Holzspäne (schlechtere Qualität)
Duft/Geschmack:	süß, balsamisch, vanilleartig
Note:	Basis
Element:	Erde
Sternzeichen:	Krebs
Planet:	Mond

Wirkung auf den Körper:

antiseptisch, entzündungshemmend, hustenreizlindernd, parasitentötend, schleimlösend

Anwendung: bei Asthma, Ausschlägen, Bluthochdruck, Bronchitis, Ekzemen, Erkältung, Hämorrhoiden, Husten, Rheumatismus, Schürfwunden, Wunden

Wirkung auf die Seele:

anregend, balsamisch, depressionsmildernd, schlaffördernd

Anwendung: bei Aggressionen, Depressionen, Nervosität, Unausgeglichenheit, Stress

Vorsicht!

Nicht bei Kindern einsetzen, und nicht über längere Zeiträume verwenden.

Peru-Mastix

(→Schinus molle)

Petersilie

Name:	Petroselinum sativum
Familie:	Apiaceae/Umbelliferae; Doldenblütler
Vorkommen:	Europa, Indien, Nordamerika, Russland
Gewinnung:	Wasserdampfdestillation von Kraut und Samen
Duft/Geschmack:	warm, holzig, würzig, krautig
Note:	Herz/Kopf
Element:	Wasser
Sternzeichen:	Fische
Planet:	Neptun

Wirkung auf den Körper:
abführend, adstringierend, antiseptisch, appetitanregend, blähungsmindernd, blutdrucksenkend, blutreinigend, fiebersenkend, harntreibend, magenstärkend, menstruationsfördernd, mikrobenabtötend, verdauungsfördernd, schleimlösend
Anwendung: bei Arthritis, Blähungen, Blaseninfektion, Darmschwäche, Gallenblasenproblemen, Gallensteinen, Gelenkschmerzen, Hämorrhoiden, Ischiasbeschwerden, Harnwegsinfektionen, Koliken, Krebs, Magenverstimmungen, Magenschwäche, Menstruationsbeschwerden, Rheuma, Syphilis, schwachen Wehen, Zellulitis; zur Leberregeneration

Wirkung auf die Seele:
gedächtnisstärkend
Anwendung: bei Gedächtnisschwäche, geistiger Überanstrengung

Vorsicht!
Als Öl leicht reizend und leicht giftig; nicht während der Schwangerschaft verwenden.

Petitgrain

Name:	Citrus aurantium var. amara; Citrus bigaradia
Familie:	Rutaceae; Rautengewächse
Vorkommen:	Amerika, Indien, Nordwestafrika, Südeuropa
Gewinnung:	Wasserdampfdestillation der Blätter und Zweige sowie der unreifen Früchte
Duft/Geschmack:	frisch-blumig, holzig-rauchig, leicht säuerlich
Note:	Kopf/Herz
Element:	Erde/Feuer/Luft
Sternzeichen:	Jungfrau
Planet:	Merkur

Wirkung auf den Körper:
antiseptisch, geruchsneutralisierend, hautvitalisierend, kräftigend, krampflösend, magenstärkend, verdauungsfördernd
Anwendung: bei Akne, Blähungen, Hautproblemen, Migräne, prämenstruellem Syndrom (PMS), zu starker Schweißbildung, Verdauungsstörungen, Verspannungen

Wirkung auf die Seele:
depressionsmildernd, gedächtnisstärkend, inspirierend, konzentrationsfördernd, nervenstärkend
Anwendung: bei Angst, seelischer Belastung, Depressionen, nervöser Erschöpfung, Gereiztheit, Konzentrationsschwäche, Sorgen, Stimmungsschwankungen, stressbedingter Nervosität, geistiger Überbe-

anspruchung, Schlaflosigkeit, Traurigkeit; fördert die eigene Freude und Harmonie

Vorsicht!
Vorsicht beim Auftragen auf die Haut (auch in Cremes) – hier kann es unter Sonneneinwirkung von Hautirritationen bis hin zur Hautkrebsneigung kommen.

Petite Lavande
(→Lavendel extra)

Pfeffer (schwarz und grün)

Name:	Piper nigrum
	(schwarz = reif, grün = unreif)
Familie:	Piperaceae; Pfeffergewächse
Vorkommen:	alle tropischen Gebiete der Welt, u. a. China, Indien, Malaysia
Gewinnung:	Wasserdampfdestillation der Frucht
Duft/Geschmack:	frisch, trocken-holzig, warm, würzig
Note:	Basis/Herz
Element:	Feuer/Erde
Sternzeichen:	Löwe/Widder
Planet:	Sonne/Mars/Pluto

Wirkung auf den Körper:
abführend, antibakteriell, antiseptisch, appetitanregend, blähungsmindernd, durchblutungsfördernd, entgiftend, fiebersenkend, harntreibend, krampflösend, kreislaufanregend, magenstärkend,

mikrobenabtötend, schmerzlindernd, verdauungsfördernd, virenbekämpfend

Anwendung: bei Anämie (Blutarmut), Appetitlosigkeit, Arthritis, Blähungen, Cholera, Durchblutungsstörungen, Durchfall, Erkältung, Grippe, Harnflussstörungen, Herzklopfen, Herzschmerzen, Infektionen, Koliken, Kopfschmerzen, Malaria, Muskelschmerzen, Rachenentzündungen, Rheumatismus, Ruhr, Sodbrennen, Übelkeit, Verstauchung, Verstopfung

Wirkung auf die Seele:
aphrodisisch, konzentrationsfördernd

Anwendung: bei Angst, innerer Kälte, Konzentrationsschwäche, seelischer Leere, Müdigkeit, Schreckhaftigkeit, Trostlosigkeit; verleiht Mut, schenkt Optimismus und Zuversicht, bringt Selbstvertrauen

Vorsicht!
Nicht während einer homöopathischen Behandlung verwenden.

Pfefferkraut

(→Bohnenkraut)

P

Pfefferminze (Katzenminze, Hausminze)

Name: Mentha piperita
Familie: Labiatae/Lamiaceae; Lippenblütler
Vorkommen: weltweit
Gewinnung: Wasserdampfdestillation des Krautes
Duft/Geschmack: frisch, durchdringend, grasig, würzig, kampferartig
Note: Kopf
Element: Luft/Feuer
Sternzeichen: Wassermann/Zwillinge
Planet: Uranus/Merkur

Wirkung auf den Körper:
adstringierend, antiseptisch, blähungsmindernd, entzündungshemmend, fiebersenkend, galletreibend, gefäßverengend, juckreizlindernd, krampflösend, leberanregend, magenstärkend, menstruationsfördernd, mikrobenabtötend, schleimlösend, schmerzlindernd, schweißtreibend, virenbekämpfend, wurmtreibend

Anwendung: bei Akne, Asthma, Blähungen, Bronchitis, Erbrechen, Erkältung, Fadenpilzinfektionen, Fieber, Grippe, Gürtelrose, Herpes, Herzklopfen, Kopfschmerzen, Krampfhusten, Koliken, Krämpfen, Krätze, Kreislaufproblemen, Migräne, Mundgeruch, Muskelschmerzen, Nebenhöhlenentzündung, Stirnhöhlenentzündung, Übelkeit, Verdauungsstörungen, Zahnschmerzen; zur Stärkung der Abwehrkräfte

Wirkung auf die Seele:
nervenstärkend, konzentrationsfördernd

Anwendung: bei Erschöpfung, Gedächtnisschwäche, Konzentrationsschwäche, Ohnmacht, Schwindelgefühl; schenkt Selbstvertrauen und Zuversicht

Sonstiges:
zur Insektenabwehr

Piment (Nelkenpfeffer)

Name:	Pimenta dioica
Familie:	Myrtaceae; Myrtengewächse
Vorkommen:	Antilleninseln, Indien, Mittel- und Südamerika
Gewinnung:	Wasserdampfdestillation der unreifen Beeren
Duft/Geschmack:	würzig, stark, süß, nelkenartig
Note:	Herz
Element:	Feuer
Sternzeichen:	Löwe
Planet:	Sonne, Pluto

Wirkung auf den Körper:
antiseptisch, betäubend, blähungsmindernd, durchblutungsfördernd, muskelentspannend, oxidationshemmend, schmerzlindernd, stärkend
Anwendung: bei Arthritis, Blähungen, Bronchitis, Gelenkschmerzen, Gelenksteifheit, Hautproblemen, Husten, Krämpfen, Magenverstimmung, Muskelschmerzen, Rheumatismus, Schüttelfrost, Übelkeit

Wirkung auf die Seele:
anregend
Anwendung: bei Apathie, nervöser Erschöpfung, Gleichgültigkeit, Niedergeschlagenheit, Stress; verleiht Begeisterungsfähigkeit

Vorsicht!
Nur stark verdünnt verwenden – kann Schleimhaut und Haut reizen.

P

Pinie

(→Kiefernnadel)

Pistazienöl

(→Mastix)

Putzlavendel

(→Lavandin)

P

Quendel (Wilder Thymian, Feldkümmel, Hühnersalbe)

Name:	Thymus serpyllum
Familie:	Labiatae/Lamiaceae; Lippenblütler
Vorkommen:	Europa, Nordafrika, Nordamerika
Gewinnung:	Wasserdampfdestillation des blühenden Krautes
Duft/Geschmack:	bitter, würzig
Note:	Basis
Element:	Feuer
Sternzeichen:	Widder
Planet:	Mars

Wirkung auf den Körper:

antiseptisch, auswurffördernd, blutdruckerhöhend, desinfizierend, entzündungshemmend, harntreibend, krampflösend, schleimlösend, schweißtreibend, wurmtreibend

Anwendung: bei Augenentzündung, Blasenschwäche, niedrigem Blutdruck, Bronchitis, Darmproblemen, Erkältung, Furunkeln, Grippe, Halsentzündung, Herzklopfen, Katarrh, Kreislaufstörung, Leberentzündung, Lungenentzündung, Magenbeschwerden, Nierenschwäche, Rachitis (Schwindsucht), Rippenfellentzündung, Tuberkulose, eiternden Wunden, Zahnschmerzen

Wirkung auf die Seele:

depressionsmildernd

Anwendung: bei Apathie, Depressionen, Niedergeschlagenheit

Vorsicht!

Sparsam dosieren. Nicht geeignet für Kinder, Epileptiker und Schwangere.

Rainfarn

(→Wurmkraut)

Ravensara

Name:	Ravensara aromatica
Familie:	Lauraceae; Lorbeergewächse
Vorkommen:	Madagaskar
Gewinnung:	Wasserdampfdestillation der Blätter und Zweige
Duft/Geschmack:	klar, streng, eukalyptusartig
Note:	Kopf
Element:	Luft
Sternzeichen:	Wassermann
Planet:	Uranus

Wirkung auf den Körper:

antibakteriell, antiseptisch, stark desinfizierend, keimtötend, pilztötend, schleimlösend, virenbekämpfend

Anwendung: bei Atemwegserkrankungen, Bronchitis, Erkältung, Grippe, Gürtelrose, Herpes, Schnupfen; zur Desinfektion (als Schutz vor Krankheiten)

Wirkung auf die Seele:

konzentrationsfördernd

Anwendung: bei Angst, Mutlosigkeit, Stress; als klärendes Nerventonikum

Vorsicht!

Bei Kindern erst ab sechs Jahren und nicht während der Schwangerschaft verwenden.

Rhododendron

Name:	Rhododendron anthopogon
Familie:	Ericaceae; Heidekrautgewächse
Vorkommen:	Nepal
Gewinnung:	Wasserdampfdestillation der Blätter
Duft/Geschmack:	aromatisch, frisch-herb
Note:	Herz/Basis
Element:	Wasser/Erde
Sternzeichen:	Fische
Planet:	Neptun

Wirkung auf den Körper:
keine bekannt
Anwendung: keine bekannt

Wirkung auf die Seele:
ausgleichend, reinigend
Anwendung: keine bekannt

R

Riesentanne

Name:	Abies grandis
Familie:	Pinaceae; Kieferngewächse
Vorkommen:	Europa
Gewinnung:	Wasserdampfdestillation der Nadeln und Zweige
Duft/Geschmack:	waldig, kräftig, süßlich-balsamisch, harzig
Note:	Kopf/Herz
Element:	Erde/Feuer
Sternzeichen:	Jungfrau
Planet:	Merkur

Wirkung auf den Körper:

antiseptisch, hustenreizlindernd, schleimlösend, schmerzlindernd, stärkend

Anwendung: bei Arthritis, Bronchitis, Erkältung, Fieber, Grippe, Husten, Muskelschmerzen, Rheumatismus

Wirkung auf die Seele:

konzentrationsfördernd

Anwendung: bei Konzentrationsschwäche; bringt Ausdauer und Energie

R

Rose (Bulgarische Rose, Türkische Rose, Damaszener Rose)

Name:	Rosa damascena
Familie:	Rosaceae; Rosengewächse
Vorkommen:	Bulgarien, Marokko, Türkei
Gewinnung:	Wasserdampfdestillation der Blütenblätter
Duft/Geschmack:	weich, tief, süß-blumig
Note:	Herz
Element:	Wasser
Sternzeichen:	Fische
Planet:	Jupiter

Wirkung auf den Körper:

abführend, adstringierend, antibakteriell, antiseptisch, blutreinigend, blutstillend, entzündungshemmend, galletreibend, hautreinigend, krampflösend, leberanregend, magenstärkend, menstruationsfördernd, narbenbildend, tuberkulosebekämpfend, wundheilend

Anwendung: bei Asthma, Bindehautentzündung, Bronchialasthma, Durchblutungsstörungen, Ekzemen, Falten, Fieber, Gebärmutterleiden, Geschwüren, Herpes, Herzklopfen, Heuschnupfen, Husten, Gallenentzündung, Kopfschmerzen, Leberstauung, Leberentzündung, Menstruationsbeschwerden, Milzproblemen, Ödemen, prämenstruellem Syndrom (PMS), Übelkeit, Weißfluss

Wirkung auf die Seele:

aphrodisisch, beruhigend, depressionsmildernd, erotisierend

Anwendung: bei Depressionen, Enttäuschungen, Frigidität, seelischen Herzschmerzen, Hysterie, Impotenz, Kummer, Liebeskummer, Melancholie, Niedergeschlagenheit, Schlafstörungen, nervösen Spannungen, Trauer

R

Sonstiges:

stärkt den feinstofflichen Körper

Rosengeranie (Geranie, Pelargonie)

Name:	Pelargonium graveolens
Familie:	Geraniaceae; Storchschnabelgewächse
Vorkommen:	Ägypten, Algerien, Angola, Brasilien, Ostafrika
Gewinnung:	Wasserdampfdestillation der Blätter und Blüten
Duft/Geschmack:	warm, blumig, rosig, etwas harzig, leicht zitrusartig
Note:	Herz
Element:	Wasser
Sternzeichen:	Krebs
Planet:	Mond

Wirkung auf den Körper:

adstringierend, antiseptisch, blutstillend, entzündungshemmend, gewebestärkend, harntreibend, hautpflegend, hautstraffend, nierenstärkend, pilztötend, schmerzlindernd, wundheilend

Anwendung: bei geplatzten Äderchen, Stauungen in den Brüsten, Darmerkrankungen, Diabetes, Durchfall, trockenen Ekzemen, Entzündungen, Gelbsucht, Geschwüren, Gesichtsneuralgie, Gürtelrose, blutenden Hämorrhoiden, Halsschmerzen, Hauterkrankungen, Hautentzündungen, Hautflecken, Hautegeneration, Kreuzschmerzen, Läusen, Leber (stärkend), Lymphfluss (stimulierend), Magenbeschwerden, Mandelentzündungen, Mundschleimhautentzündungen, Muskelschmerzen, Nasenbluten, Nierensteinen, Schuppen, Schuppenflech-

R

te, Unterleibsblutungen, Verbrennungen, Wechseljahrsbeschwerden, Wunden, Zahnfleischentzündungen, Zellulitis; stärkt die Nieren

Wirkung auf die Seele:
aufmunternd, ausgleichend, beruhigend, depressionsmildernd (stark), harmonisierend, tröstend
Anwendung: bei Angst, Depressionen, Erschöpfung, Schlafstörungen, nervösen Spannungen, Stress

Sonstiges:
gegen Insekten und Ungeziefer

Vorsicht!
Nicht innerlich einnehmen.

Rosenholz

Name:	Aniba rosaeodora
Familie:	Lauraceae; Lorbeergewächs
Vorkommen:	Südamerika
Gewinnung:	Wasserdampfdestillation des zerkleinerten Holzes
Duft/Geschmack:	warm, kräftig, rosig
Note:	Basis
Element:	Erde/Wasser
Sternzeichen:	Jungfrau
Planet:	Merkur

R

Wirkung auf den Körper:

antibakteriell, antiseptisch, geruchsneutralisierend, gewebeerneuernd, krampflösend, mikrobenabtötend, schmerzlindernd, stärkend, zellanregend

Anwendung: bei Akne, Erkältung, Falten, Fieber, Husten, Infektionen, Kopfschmerzen, Narben, Schwangerschaftsstreifen, Übelkeit, Wunden; zur Hautpflege, Stärkung der Abwehrkräfte

Wirkung auf die Seele:

aphrodisisch, depressionsmildernd, fantasieanregend, schlaffördernd

Anwendung: bei Angst, Depressionen, Frigidität, psychischer Unausgeglichenheit, nervösen Spannungen, Unsicherheit; schenkt Selbstvertrauen

Rosmarin (Brautkraut, Weihrauchkraut)

Name:	Rosmarinus officinalis
Familie:	Labiatae/Lamiaceae; Lippenblütler
Vorkommen:	Europa, Mittelmeer, Afrika
Gewinnung:	Wasserdampfdestillation des blühenden Krautes
Duft/Geschmack:	würzig fein, leicht anregend, etwas kampferartig, scharf-bitter
Note:	Basis
Element:	Feuer/Erde
Sternzeichen:	Widder
Planet:	Mars

R

Wirkung auf den Körper:

adstringierend, antiseptisch, blähungsmindernd, blutbildend, blutdrucksteigernd, durchblutungsfördernd, galletreibend, haarwuchsfördernd, harntreibend, herzstärkend, kreislaufanregend, krampflösend, keimtötend, leberstärkend, magenstärkend, menstruationsfördernd, mikrobenabtötend, oxidationshemmend, parasitentötend, pilztötend, reinigend, schweißtreibend, stoffwechselfördernd, verdauungsfördernd, verjüngend, wundheilend, zellschützend

Anwendung: bei Anämie, Asthma, Arterienverkalkung, Augentrübung, Bronchitis, niedrigem Blutdruck, hohem Cholesterinspiegel, Durchblutungsstörungen, Durchfall, Ekzemen, schlechter Flüssigkeitsausscheidung, Gallenproblemen, Gallensteinen, Gelbsucht, Grippe, müder und welker Haut, Herzschwäche, Herzrhythmusstörungen, Kopfschmerzen, Krätze, Krampfadern, Kreislaufschwäche, Läusen, Leberproblemen, Leberstauung, Menstruationsbeschwerden, Migräne, Muskelschmerzen, Verdauungsproblemen, rheumatischen Beschwerden, Schuppen, Schwindelgefühl, Weißfluss, Zellulitis; zur Stärkung der Atemwege; als Nerventonikum

Wirkung auf die Seele:

aphrodisisch, antriebsfördernd, gedächtnisfördernd, konzentrationsstärkend, nervenstärkend, stimmungsaufhellend, willensstärkend

Anwendung: bei Depressionen, nervösen Herzbeschwerden, Ich-Schwäche, Impotenz, Nervenbeschwerden

Sonstiges:

zur Insektenabwehr

Vorsicht!

Nicht bei Bluthochdruck anwenden. Nicht geeignet für Epileptiker. Nicht während der Schwangerschaft verwenden. Kann leicht hautreizend wirken.

Rossminze

(→Krauseminze)

Rottanne

(→Fichtennadel)

R

Salbei

Name:	Salvia officinalis
Familie:	Labiatae/Lamiaceae; Lippenblütler
Vorkommen:	Europa, Mittelmeerraum
Gewinnung:	Wasserdampfdestillation der Blüten und Blätter
Duft/Geschmack:	warm, würzig, krautig, etwas kampferartig, leicht herb
Note:	Herz
Element:	Wasser
Sternzeichen:	Jungfrau
Planet:	Merkur

Wirkung auf den Körper:
abführend, abwehrsteigernd, adstringierend, antiseptisch, blutdrucksteigernd, entzündungshemmend, fiebersenkend, harntreibend, krampflösend, leberstärkend, magenstärkend, menstruationsfördernd, mikrobenabtötend, oxidationshemmend, stärkend, verdauungsfördernd, schweißhemmend, schleimlösend
Anwendung: bei Verschleimung der Atmungsorgane, Asthma, niedrigem Blutdruck, Bronchitis, Erkältung, Ekzemen, Haarausfall, Husten, Lähmungen (belebend), rheumatischen Beschwerden, Schlaganfall (belebend), Schwächezuständen, zu starker Schweißbildung, Wunden; zur Normalisierung der Schilddrüsentätigkeit

Wirkung auf die Seele:
anregend, ausgleichend, klärend, nervenstärkend
Anwendung: bei geistig-seelischer Unausgeglichenheit; belebt und unterstützt das geistige Energiepotenzial; gibt Kraft

S

Sonstiges:
sehr gut für die Stimme

Vorsicht!
Nicht innerlich einnehmen – giftig. Nicht geeignet für Epileptiker und
für Schwangere. Nicht bei Bluthochdruck anwenden.

Salbei, span.

(→Lavendelsalbei)

Samtblume

(→Tagetes)

Sandelholz

Name:	Santalum album
Familie:	Santalaceae; Sandelholzgewächse
Vorkommen:	Indien
Gewinnung:	Wasserdampfdestillation des zerkleinerten Holzes
Duft/Geschmack:	warm, weich, süß-holzig, balsamisch
Note:	Basis
Element:	Erde
Sternzeichen:	Stier
Planet:	Venus

S

Wirkung auf den Körper:

adstringierend, antiseptisch, auswurffördernd, bakterienvernichtend, blähungsmindernd, desinfizierend, entzündungshemmend, harntreibend, insektenvernichtend, krampflösend, narbenbildend, schleimlösend, stärkend

Anwendung: bei Akne, Asthma, Blasenentzündung, chronischer Bronchitis, Durchfall, Erbrechen, Flechten, Halsentzündungen, trockener Haut, Hautpflege, Husten, Katarrh, Kehlkopfentzündungen, Nierenbeschwerden, Schluckauf, Venenproblemen

Wirkung auf die Seele:

beruhigend, erotisierend, euphorisierend, gedächtnisstärkend, stark fantasieanregend, stimmungsaufhellend

Anwendung: bei Aggressionen, Angst, Depressionen, Frigidität, Impotenz, Niedergeschlagenheit, Schlaflosigkeit, nervösen Spannungen, Stress; gegen Egoismus; löst sexuelle Blockaden; unterstützt Lösungsprozesse

Sonstiges:

Ritualöl, Tantraöl

Vorsicht!

Nicht bei akuter Nierenentzündung anwenden.

Sandelholzbaum

(→Amyris)

S

Santolin (Heiligengarbe, Heiligenkraut, Zypressenkraut)

Name:	Santolina chamaecyparissus
Familie:	Asteraceae; Korbblütler
Vorkommen:	Mittelmeerraum
Gewinnung:	Wasserdampfdestillation des Krautes
Duft/Geschmack:	warm, würzig, krautig, beißend
Note:	Basis
Element:	Feuer
Sternzeichen:	Löwe
Planet:	Sonne

Wirkung auf den Körper:

entgiftend, galletreibend, insektenvernichtend, krampflösend, wurmtreibend

Anwendung: bei Erkältungskrankheiten, Gelbsucht (als Leberwickel), Insektenstichen, Warzen; zur Entwurmung

Wirkung auf die Seele:

keine bekannt

Anwendung: entfällt

Sonstiges:

gegen Motten und Stechmücken

Vorsicht!

Nicht in der Duftlampe verwenden. Nicht geeignet für Schwangere und Kinder. Nicht innerlich einnehmen.

S

Sassafras

Name:	Sassafras albidum
Familie:	Lauraceae; Lorbeergewächse
Vorkommen:	Nordamerika
Gewinnung:	Wasserdampfdestillation des Wurzelholzes
Duft/Geschmack:	süß-würzig, holzig, kampferähnlich
Note:	Kopf
Element:	Luft
Sternzeichen:	Wassermann
Planet:	Uranus

Wirkung auf den Körper:
keimtötend, läuseabtötend, schweißtreibend, virenbekämpfend
Anwendung: entfällt

Vorsicht!
Nicht innerlich einnehmen – stark giftig, krebserregend, abtreibend;
bereits geringe Mengen können zum Tod führen.

Satsuma

(→Mandarine)

S

Schafgarbe (Achilleskraut, Katzkraut)

Name:	Achillea millefolium
Familie:	Asteraceae; Korbblütler
Vorkommen:	Europa, Nordasien, USA
Gewinnung:	Wasserdampfdestillation des Krautes und der Blüten
Duft/Geschmack:	süßlich-grasig, leicht kampferartig, mild
Note:	Herz/Basis
Element:	Erde
Sternzeichen:	Krebs
Planet:	Mond

Wirkung auf den Körper:

adstringierend, antiseptisch, blähungsmindernd, blutdrucksenkend, blutstillend, entzündungshemmend, fiebersenkend, hautpflegend, krampflösend, magenstärkend, narbenbildend, schleimlösend, schweißtreibend, stärkend, verdauungsfördernd

Anwendung: bei Akne, Arteriosklerose, offenen Beinen, Blähungen, Blasenentzündung, Bluthochdruck, Darmentzündung, Ekzemen, Entzündungen, Erkältung, Gicht, Grippe, Hämorrhoiden, Hautausschlägen, Krämpfen, Krampfadern, Kopfschmerzen, Magenverstimmung, Migräne, Narben, Nierenerkrankungen, Polyarthritis, Reisekrankheiten, Rheumatismus, Schnittwunden, Sonnenbrand, Thrombose, Unterleibsentzündungen, Zellulitis

Wirkung auf die Seele:

bewusstseinserweiternd, depressionsmildernd

Anwendung: bei Albträumen, Depressionen, Schlaflosigkeit, Schwindelgefühl; fördert die intuitiven Kräfte

S

Vorsicht!

Nicht während der Schwangerschaft anwenden. Kann Lichtflecken auf der Haut verursachen.

Schierlingstanne

(→Hemlocktanne)

Schinus molle (Peru-Mastix)

Name:	Schinus molle
Familie:	Anacardiaceae; Sumachgewächse
Vorkommen:	Südamerika, u. a. Mexiko, Peru
Gewinnung:	Wasserdampfdestillation aus den Früchten
Duft/Geschmack:	warm, rauchig, holzig, pfefferartig
Note:	Basis
Element:	Erde
Sternzeichen:	Steinbock
Planet:	Saturn

Wirkung auf den Körper:

anregend, antiseptisch, bakterienvernichtend, blähungsmindernd, magenstärkend, virenbekämpfend

Anwendung: bei Anämie (Blutarmut), Appetitlosigkeit, Arthritis, Blähungen, Durchblutungsstörungen, Durchfall, Erkältungen, Frostbeulen, Grippe, Infektionen, Katarrh, Koliken, Muskelschmerzen, Rheumatismus, Schüttelfrost, Sodbrennen, Übelkeit, Verstauchungen, Verstopfung, Viren

S

Wirkung auf die Seele:
ausgleichend, beruhigend

Vorsicht!
Nicht während einer homöopathischen Behandlung verwenden.

Schlangenkraut

(→Estragon)

Schopflavendel

Name:	Lavandula stoechas
Familie:	Labiatae/Lamiaceae; Lippenblütler
Vorkommen:	Frankreich
Gewinnung:	Wasserdampfdestillation der Blätter
Duft/Geschmack:	frisch, krautig, klar
Note:	Herz
Element:	Luft
Sternzeichen:	Waage
Planet:	Merkur

Wirkung auf den Körper:
antiseptisch, durchblutungsfördernd, herzstärkend, keimtötend
Anwendung: bei Durchblutungsstörungen, Erkältungskrankheiten, Herzbeschwerden, Rheumatismus

Wirkung auf die Seele:
ausgleichend, geistig-seelisch aufbauend, stärkend
Anwendung: bei starker Nervenüberreizung

S

Vorsicht!
Nicht während der Schwangerschaft verwenden.

Schwarzer Degen

(→Birke)

Schwarzkümmel[*]

Name:	Nigella sativa
Familie:	Ranunculaceae; Hahnenfußgewächse
Vorkommen:	Indien
Gewinnung:	Wasserdampfdestillation der Samen
Duft/Geschmack:	aromatisch, pfeffrig, würzig
Note:	Basis
Element:	Erde
Sternzeichen:	Widder
Planet:	Mars

Wirkung auf den Körper:
blähungsmindernd, verdauungsfördernd
Anwendung: bei Muskel- und Gelenkverspannungen

Wirkung auf die Seele:
kräftigend, stärkend, wärmend

Sonstiges:
Dieses Öl wird hauptsächlich in der Aromaküche verwendet.

S

---

* siehe auch Kapitel »Die Basisöle«

Schwertlilie

(→Iris)

Sellerie

Name:	Apium graveolens
Familie:	Apiaceae/Umbelliferae; Doldenblütler
Vorkommen:	Afrika, Indien, Südeuropa
Gewinnung:	Wasserdampfdestillation der Samen
Duft/Geschmack:	würzig-warm, süß
Note:	Herz/Kopf
Element:	Wasser
Sternzeichen:	Fische
Planet:	Neptun

Wirkung auf den Körper:

antiseptisch, appetitanregend, blähungsmindernd, blutreinigend, entschlackend, galletreibend, harntreibend, krampflösend, leberanregend, magenstärkend, menstruationsfördernd, milchtreibend, oxidationshemmend, verdauungsfördernd

Anwendung: bei Arthritis, Blähungen, Blasenentzündungen, Drüsenproblemen, Gelbsucht, Gicht, Giftablagerungen im Blut, Ischiasbeschwerden, Leberstauungen, Magenverstimmungen, Menstruationsbeschwerden, Milchfluss, Nierenentzündung, rheumatischen Beschwerden

Wirkung auf die Seele:

erotisierend, inspirierend, konzentrationsfördernd, nervenstärkend; depressionsmildernd

Anwendung: bei Antriebslosigkeit, Depressionen, Konzentrationsschwäche, Melancholie, Müdigkeit, Unausgeglichenheit

S

Senf

Name:	Brassica nigra; Sinapis alba
Familie:	Brassicaceae/Cruciferae; Kreuzblütler
Vorkommen:	südöstlicher Mittelmeerraum
Gewinnung:	Wasserdampfdestillation der Senfkörner
Duft/Geschmack:	etwas säuerlich, scharf, durchdringend beißend
Note:	Herz/Kopf
Element:	Wasser
Sternzeichen:	Fische
Planet:	Neptun

Wirkung auf den Körper:
anregend, appetitanregend, Erbrechen verursachend, fiebersenkend, harntreibend, mikrobenabtötend
Anwendung: entfällt

Wirkung auf die Seele:
keine bekannt
Anwendung: keine bekannt

Vorsicht!
Nicht einnehmen – giftig. Nicht einreiben – erzeugt Blasen auf der Haut.

Silberakazie

(→Mimose)

S

Silbertanne

(→ Balsamtanne)

Speiklavendel

(→ Spiklavendel)

Spiklavendel (Speiklavendel)

Name:	Lavandula latifolia
Familie:	Labiatae/Lamiaceae; Lippenblütler
Vorkommen:	Mittelmeerraum
Gewinnung:	Wasserdampfdestillation der ganzen Pflanze
Note:	Herz
Element:	Luft
Sternzeichen:	Waage
Planet:	Merkur

Wirkung auf den Körper:

anregend, antiseptisch, entgiftend, blähungswidrig, blutdrucksenkend, geruchsneutralisierend, durchblutungsfördernd, entgiftend, galletreibend, harntreibend, insektenvernichtend, krampflösend, menstruationsfördernd, mikrobenabtötend, milzanregend, narbenbildend, parasitentötend, regenerationsfördernd, schmerzlindernd, schweißtreibend, stärkend, wundheilend, wurmtreibend, zellerneuernd

Anwendung: bei Abszessen, Akne, Allergien, Asthma, Bauchkrämpfen, Beingeschwüren, Blähungen, Blasenentzündungen, Bluthochdruck, Bronchitis, Ekzemen, Entzündungen, Epilepsie, Fadenpilzinfektionen, Fieber, Fieberausschlägen, Furunkeln, Fußpilz, Gallenbeschwerden, Grippe, Halsinfektionen, Hautentzündungen,

S

Hefepilzbefall, Herpes, nervösen Herzbeschwerden, Herzbeklemmungen, Herzflattern, Hexenschuss, Insektenstichen, Ischiasbeschwerden, Katarrh, Kehlkopfentzündung, Keuchhusten, Kopfschmerzen, Krätze, Lähmung, Läusen, Menstruationsbeschwerden, Migräne, Mundgeruch, Muskelschmerzen, Nervenentzündung, Ohrenschmerzen, prämenstruellem Syndrom (PMS), Rheumatismus, Reisekrankheiten, zu starker Schweißbildung, Schwindel, Schuppen, Schuppenflechte, Übelkeit, Verbrennungen, Verdauungsstörungen, Verstauchungen, Weißfluss, Wunden; zur Bildung weißer Blutkörperchen, Stärkung der Abwehrkräfte

Wirkung auf die Seele:
anregend, aufbauend, beruhigend, nervenstärkend, stimmungsaufhellend
Anwendung: bei Albträumen, Angst, Depressionen, Engegefühlen, Hysterie, Melancholie, Nervosität, Niedergeschlagenheit, Reizbarkeit, Schlaflosigkeit, Schock, sexueller Unruhe, Überreiztheit

Sternanis

(→Anissamen)

Stinkasant

(→Asant)

Storax

(→Styrax)

Strohblume

(→Immortelle)

Studentenblume

(→Tagetes)

Styrax (Amber, Storax)

Name:	Liquidambar orientalis
Familie:	Altingiaceae
Vorkommen:	China, USA
Gewinnung:	Wasserdampfdestillation des Harzes
Duft/Geschmack:	süß, balsamisch, vanilleartig
Note:	Basis
Element:	Wasser
Sternzeichen:	Stier
Planet:	Venus

Wirkung auf den Körper:

anregend, antiseptisch, auswurffördernd, bakterienvernichtend, entzündungshemmend, hustenreizlindernd, mikrobenabtötend, schleimlösend
Anwendung: bei Bronchitis, Durchfall, Fadenpilzinfektionen, Husten, Katarrh, Krätze, Ruhr, Wundbehandlung (sehr gut), Zahnfleischentzündungen (sehr gut)

Wirkung auf die Seele:

depressionsmildernd, nervenstärkend, spirituell öffnend
Anwendung: bei Angst, Depressionen, Hysterie, Reizbarkeit, nervösen Spannungen, Stress, geistiger Überanstrengung

S

Sonstiges:
aurareinigend, Meditationsöl

Sumpfkiefer

Name:	Pinus palustris
Familie:	Pinaceae; Kieferngewächse
Vorkommen:	Südosten der USA
Gewinnung:	Wasserdampfdestillation von Sägemehl und Spänen
Duft/Geschmack:	süß, balsamig, waldig
Note:	Basis
Element:	Erde
Sternzeichen:	Stier
Planet:	Venus

Wirkung auf den Körper:
antiseptisch, bakterienvernichtend, insektenvernichtend, schleimlösend, schmerzlindernd

Anwendung: bei Arthritis, Asthma, Bronchitis, Durchblutungsstörungen, Ischiasbeschwerden, Katarrh, Muskelschmerzen, Nebenhöhlenentzündungen, Rheumatismus, Verspannungen

Vorsicht!
Kann in Einzelfällen allergische Reaktionen auslösen.

S

Tagetes (Studentenblume, Samtblume)

Name:	Tagetes minuta; Tagetes patula
Familie:	Asteraceae; Korbblütler
Vorkommen:	Europa
Gewinnung:	Wasserdampfdestillation der ganzen blühenden Pflanze
Duft/Geschmack:	bitter, grün, krautig
Note:	Basis
Element:	Feuer
Sternzeichen:	Wassermann
Planet:	Uranus

Wirkung auf den Körper:
bakterienvernichtend, krampflösend, magenstärkend, menstruationsfördernd, pilztötend, schweißtreibend, wurmtreibend
Anwendung: bei Erkältung, Hornhautwucherung/Schwielen, Keuchhusten, Koliken, Mumps, Pilzinfektionen, Wurmkrankheiten; gegen Candida-Pilze

Wirkung auf die Seele:
ausgleichend, entspannend
Anwendung: »Gute-Laune-Öl«

Vorsicht!
Kann Lichtflecken auf der Haut verursachen.

Tangerine

(→Mandarine)

Tea Tree

(→ Teebaum)

Teebaum (Tea Tree)

Name:	Melaleuca alternifolia
Familie:	Myrtaceae; Myrtengewächse
Vorkommen:	Australien, Südostasien
Gewinnung:	Wasserdampfdestillation der Blätter
Duft/Geschmack:	warm, frisch, kräftig, würzig, kampferartig
Note:	Basis
Element:	Luft
Sternzeichen:	Jungfrau
Planet:	Merkur

Wirkung auf den Körper:

abwehrstärkend, antiseptisch, bakterienvernichtend, stark desinfizierend, entzündungshemmend, pilztötend, infektionshemmend, narbenbildend, parasitentötend, schleimlösend, schweißtreibend, virenbekämpfend, wundheilend

Anwendung: bei Abszessen, Akne, Asthma, Blasenentzündung, Bronchitis, Ekzemen, Flechten, Flöhen, Fußpilz, Geschwüren, Grippe, Harnwegsinfektionen, Hautausschlägen, Hautflecken, Herpes, Husten, Insektenstichen, Juckreiz, Katarrh, Keuchhusten, Läusen, Lippenherpes, Mandelentzündung, Milben, Mundschleimhautentzündung, Nebenhöhlenentzündung, Parodontose, Pilzinfektionen, Scheidenkatarrh, Schuppen, Schuppenflechte, Stirnhöhlenentzündung, Tuberkulose, Unterleibsproblemen, Verbrennungen, Warzen, Wunden, Zeckenstichen

Wirkung auf die Seele:

kräftigend

Anwendung: bei Nervosität, innerer Unruhe; mobilisiert geistig-seelische und körperliche Kraftreserven

Sonstiges:

Desinfektionsmittel im Haushalt

Vorsicht!

Allergische Reaktionen möglich.

Terpentin

(→Meerkiefer)

Teufelsdreck

(→Asant)

Texaszeder

(→Zeder – Juniperus)

Thuja

Name:	Thuja occidentalis
Familie:	Cupressaceae; Zypressengewächse
Vorkommen:	Kaukasus, Nordamerika, Mittel- und Südeuropa
Gewinnung:	Wasserdampfdestillation der Blätter und Rinde
Duft/Geschmack:	scharf, frisch, kampferartig
Note:	Kopf/Herz
Element:	Luft
Sternzeichen:	Wassermann
Planet:	Uranus

Wirkung auf den Körper:
adstringierend, durchblutungsfördernd, harntreibend, menstruationsfördernd, schleimlösend, stärkend, virenbekämpfend, wurmtreibend
Anwendung: bei Warzen

Wirkung auf die Seele:
keine bekannt
Anwendung: keine bekannt

Sonstiges:
zur Insektenabwehr

Vorsicht!
Nicht einnehmen – giftig. Auf der Haut nur sehr stark verdünnt anwenden; vorher Allergietest machen. Nicht geeignet für Kinder, Epileptiker und Schwangere.

Thymian (rot und weiß)

Name:	Thymus vulgaris; Thymus capitatus
	(rot = Rohdestillat; weiß = Zweitdestillat)
Familie:	Labiatae/Lamiaceae; Lippenblütler
Vorkommen:	Indien, Mittelmeerraum, USA
Gewinnung:	Wasserdampfdestillation der Blüten und Blätter
Duft/Geschmack:	würzig, krautig, warm
Note:	Basis
Element:	Feuer
Sternzeichen:	rot = Widder/weiß = Löwe
Planet:	rot = Mars, Pluto/weiß = Sonne

Wirkung auf den Körper:

abwehrstärkend, adstringierend, auswurffördernd, stark antiseptisch, appetitanregend, bakterienvernichtend, blähungsmindernd, desinfizierend, durchblutungsfördernd, entgiftend, fäulnishemmend, harntreibend, hustenreizlindernd, krampflösend, kreislaufanregend, menstruationsfördernd, mikrobenabtötend, narbenbildend, oxidationshemmend, parasitentötend, schweißtreibend, wurmtreibend

Anwendung: bei Abszessen, Akne, Anämie (Blutarmut), Arthritis, Asthma, Blähungen, Blasenentzündung, Bronchitis, Darmparasiten, Durchblutungsstörungen, Durchfall, Ekzemen, Erkältung, Furunkeln, Gaumeninfektionen, Grippe, Halsschmerzen, Harnwegsinfektionen, Husten, Infektionskrankheiten, Insektenstichen, Katarrh, Kehlkopfentzündungen, Kopfschmerzen, Krätze, Läusen, Muskelschmerzen, Ödemen, Quetschungen, Rheumatismus, Schnittverletzungen, Schüttelfrost, Sportverletzungen, Stirnhöhlenentzündung, Tuberkulose, Verbrennungen, Verdauungsstörungen, Verstauchungen, Warzen, Zellulitis; zur Bildung weißer Blutkörperchen

Wirkung auf die Seele:
stärkend, stimmungsaufhellend
Anwendung: bei Angst, Depressionen, Energielosigkeit, Nerven-schwäche, Schlaflosigkeit; stärkt das Selbstvertrauen, schenkt Unter-nehmungslust, stärkt die Willenskraft, gibt Zielbewusstsein; verleiht Mut

Vorsicht!
Kann auf der Haut und den Schleimhäuten zu Irritationen führen. Nicht während der Schwangerschaft anwenden!

Tollkraut

(→Baldrian)

Tolu

Name:	Myroxylon balsamum
Familie:	Fabaceae/Leguminosae; Schmetterlingsblütler
Vorkommen:	Südamerika
Gewinnung:	Wasserdampfdestillation des Harzes
Duft/Geschmack:	süß, blumig, etwas pfeffrig
Note:	Basis
Element:	Erde
Sternzeichen:	Stier
Planet:	Venus

Wirkung auf den Körper:
anregend, antiseptisch, hustenreizlindernd, schleimlösend, wurmtrei-bend

Anwendung: bei Asthma, Bronchitis, Ekzemen, Hämorrhoiden, Hautausschlägen, Husten, Katarrh, Kehlkopfentzündung, Krätze, Krupphusten, Nasennebenhöhlenentzündung, trockener Nasenschleimhaut, Reizhusten, Schürfwunden, Stirnhöhlenentzündung, Wunden; zur Pflege alternder, trockener, rissiger Haut

Wirkung auf die Seele:
beruhigend
Anwendung: bei Aggressionen, Anspannung, stressbedingten Kopfschmerzen, Nervosität, Reizbarkeit

Tonka

Name:	Dipteryx odorata
Familie:	Fabaceae/Leguminosae; Schmetterlingsblütler
Vorkommen:	Südamerika, Westafrika
Gewinnung:	Lösungsmittelextraktion aus den gebeizten Bohnen
Duft/Geschmack:	warm, stark, süß, krautig, balsamisch
Note:	Basis
Element:	Erde
Sternzeichen:	Krebs
Planet:	Mond

Wirkung auf den Körper:
herzstärkend
Anwendung: entfällt

Wirkung auf die Seele:
einschläfernd, erheiternd, leicht erotisierend

Anwendung: schenkt Gelassenheit und Harmonie, schafft heimische Atmosphäre, »Verwöhnduft«

Sonstiges:
zur Insektenabwehr

Vorsicht!
Nur in der Duftlampe verwenden; weder auf der Haut verwenden, noch einnehmen – giftig!

Tuberose (Nachthyazinthe)

Name:	Polianthes tuberosa
Familie:	Amaryllidaceae; Amaryllisgewächse
Vorkommen:	Europa, USA
Gewinnung:	Extraktion (Auszug) der Blüten mit Lösungsmitteln; Enfleurage*
Duft/Geschmack:	schwer, blumig-süß, leicht würzig
Note:	Herz
Element:	Wasser
Sternzeichen:	Schütze
Planet:	Jupiter

Wirkung auf den Körper:
betäubend
Anwendung: keine bekannt

Wirkung auf die Seele:
aphrodisierend, inspirierend, sinnlich

---

* Verfahren zur Extraktion der Blüten mit Tierfett

Anwendung: bei Frigidität; regt die Fantasie an, entwickelt die Intuition, löst negative Einflüsse auf

Vorsicht!
Nicht innerlich einnehmen.

Türkische Rose

(→Rose)

Tulsi

Name:	Ocimum sanctum
Familie:	Labiatae/Lamiaceae; Lippenblütler
Vorkommen:	Indien, Nepal
Gewinnung:	Wasserdampfdestillation des Krautes
Duft/Geschmack:	frisch, aromatisch, scharf, grün
Note:	Kopf
Element:	Erde
Sternzeichen:	Skorpion
Planet:	Mars

Wirkung auf den Körper:
antiseptisch, blähungsmindernd, krampflösend, menstruationsfördernd, schleimlösend, verdauungsfördernd
Anwendung: entfällt

Wirkung auf die Seele:
ausgleichend, anregend, depressionsmildernd, konzentrationsfördernd, nervenstärkend, stärkend, stimmungshebend

Anwendung: bei Angst, Depressionen, Schlaflosigkeit, Stress; zur Nervenstärkung

Vorsicht!
Keine Verwendung in der Aromatherapie, da leicht giftig und hautreizend.

Vanille

Name:	Vanilla planifolia
Familie:	Orchidaceae; Orchideengewächse
Vorkommen:	Madagaskar
Gewinnung:	Extraktion (Auszug) aus der Schote mit Alkohol
Duft/Geschmack:	süß, balsamisch, vanilleartig
Note:	Herz/Basis
Element:	Wasser/Erde
Sternzeichen:	Schütze
Planet:	Jupiter

Wirkung auf den Körper:
appetitanregend
Anwendung: keine bekannt

Wirkung auf die Seele:
depressionsmildernd, beruhigend, harmonisierend, stimmungsaufhellend, wärmend
Anwendung: bei Ärger, Albträumen, Angst, Depressionen, Frustration, Gefühlskälte, Reizbarkeit, Schlafstörungen, Stress

Vorsicht!
Kann zu allergischen Reaktionen führen.

Veilchen

Name: Viola odorata

Familie: Violaceae; Veilchengewächse

Vorkommen: Europa, Nordamerika

Gewinnung: Pomadeverfahren (Enfleurage) oder Extraktion (Auszug) der Blätter und Blüten mit Hexan

Duft/Geschmack: süß, kräftig, blumig

Note: Herz

Element: Wasser

Sternzeichen: Schütze

Planet: Jupiter

Wirkung auf den Körper:

abführend, antiseptisch, entstauend, entzündungshemmend, harntreibend, kreislaufanregend, schleimlösend, schmerzlindernd

Anwendung: bei Akne, Besenreiser, Bronchitis, Durchblutungsstörungen, Ekzemen, Kopfschmerzen, Mundschleimhautentzündungen, Racheninfektionen, Rheumatismus, Wunden; zur Verfeinerung der Poren

Wirkung auf die Seele:

ausgleichend, einschläfernd, inspirierend

Anwendung: bei nervöser Erschöpfung, Schlaflosigkeit, Schwindel, verleiht Optimismus

Vorsicht!

Leichte allergische Reaktionen möglich.

Verbene

Name:	Lippia citriodora; Aloysia triphylla
Familie:	Verbenaceae; Eisenkrautgewächse
Vorkommen:	Asien, Australien, Europa, Indien, Südamerika
Gewinnung:	Wasserdampfdestillation der Blätter
Duft/Geschmack:	süß, frisch, zitronig, fruchtig, blumig
Note:	Kopf
Element:	Luft
Sternzeichen:	Wassermann
Planet:	Uranus

Wirkung auf den Körper:

antiseptisch, blähungsmindernd, entgiftend, fiebersenkend, galleanregend, krampflösend, leberanregend, magenstärkend, milchbildend, verdauungsfördernd

Anwendung: bei Akne, Blutergüssen, Darmproblemen, Ekzemen, Hautirritationen, nervösen Herzbeschwerden, Herzklopfen, Krämpfen, Leberstauungen, Magenverstimmung, Prellungen, Zerrungen

Wirkung auf die Seele:

depressionsmildernd, konzentrationsfördernd, motivierend

Anwendung: bei Angst, Depressionen, Konzentrationsschwäche, Schlaflosigkeit, nervösen Spannungen, Stress; unterstützt die innere Ausgeglichenheit, bringt Harmonie, fördert die Kreativität

Vorsicht!

Kann Lichtflecken auf der Haut verursachen. Nicht während der Schwangerschaft verwenden.

Vetiver

Name:	Vetiveria zizanioides
Familie:	Poaceae; Süßgräser
Vorkommen:	Afrika, China, Indien, Nord- und Südamerika
Gewinnung:	Wasserdampfdestillation der getrockneten Wurzel
Duft/Geschmack:	rauchig, moosig, erdig, holzig, süß
Note:	Basis
Element:	Erde
Sternzeichen:	Stier
Planet:	Venus

Wirkung auf den Körper:

antiseptisch, blutbildend, durchblutungsfördernd, krampflösend, kreislaufanregend, stärkend, wurmtreibend; aktiviert das weibliche Sexualhormon Östrogen

Anwendung: bei Akne, Arthritis, Bauchspeicheldrüsenproblemen, Unregelmäßigkeiten im Blutdruck, Durchblutungsstörungen, Leberproblemen, Muskelschmerzen, Rheumatismus, Suchtproblemen, Verstauchungen, Wunden; zur Bildung roter Blutkörperchen, Hautpflege, Hautregeneration

Wirkung auf die Seele:

aphrodisierend, aufbauend, beruhigend, depressionsmildernd, erdend, entspannend, euphorisierend, stabilisierend, stimmungsaufhellend, wärmend

Anwendung: bei Angst, Frigidität, Impotenz, Niedergeschlagenheit, nervöser Spannung, sexueller Unlust, Wochenbettdepressionen; fördert Nachsichtigkeit, Toleranz; führt zur eigenen Mitte

Sonstiges:

gegen Motten

Vorsicht!

Nicht innerlich einnehmen.

Virginiazeder

(→Zeder – Juniperus)

Wacholderbeere

Name:	Juniperus communis
Familie:	Cupressaceae; Zypressengewächse
Vorkommen:	Europa, Nordamerika, Nordasien
Gewinnung:	Wasserdampfdestillation der Beeren bzw. des Holzes
Duft/Geschmack:	frisch, süß, holzig, balsamisch
Note:	Basis
Element:	Feuer/Erde
Sternzeichen:	Steinbock
Planet:	Saturn/Mars

Wirkung auf den Körper:

adstringierend, antiseptisch, ausscheidungsanregend, blähungsmindernd, blutreinigend, desinfizierend, entgiftend, harntreibend, krampflösend, magenstärkend, menstruationsfördernd, narbenbildend, parasitentötend, schleimlösend, schweißtreibend, stärkend, wundheilend, wurmtreibend

Anwendung: bei Abszessen, Akne, Arteriosklerose, Asthma, Bauchspeicheldrüsenunterfunktion, Blasenentzündung, niedrigem Blutdruck, Bronchitis, Darmproblemen, Ekzemen, Erkältung, Furunkeln, Gicht, Grippe, Haarausfall, Hämorrhoiden, Hautentzündungen, Husten, Infektionen, Ischiasbeschwerden, Kopfschmerzen, Korpulenz (Dickleibigkeit), Leberunterfunktion, Magenbeschwerden, Menstruationsbeschwerden, Nierensteinen, Polyarthritis, Reizhusten, Rheumatismus, Rückenschmerzen, Wasseransammlung, Weißfluss, Wurmbefall, Wunden, Zellulitis; zur Hautstraffung

Wirkung auf die Seele:

aphrodisisch, beruhigend, nervenstärkend

Anwendung: bei Angst, Energielosigkeit, überreizten Nerven/nervöser Anspannung, Psychosen, Stress; klärt die Gefühlswelt

Vorsicht!
Nicht während der Schwangerschaft einsetzen. Nicht bei Nierenentzündungen verwenden.

Waldminze

(→Krauseminze)

Weiberkraut

(→Beifuß)

Weihrauch (Olibanum)

Name:	Boswellia carteri
Familie:	Burseraceae; Balsambaumgewächse
Vorkommen:	Ägypten, Nubien, Südarabien, Somalia
Gewinnung:	Wasserdampfdestillation des Harzes
Duft/Geschmack:	warm, süß, balsamisch
Note:	Basis
Element:	Feuer
Sternzeichen:	Steinbock
Planet:	Saturn

Wirkung auf den Körper:

adstringierend, antiseptisch, atmungsvertiefend, beruhigend, blähungsmindernd, entzündungshemmend, gebärmutterstärkend/

-unterstützend, harntreibend, hautglättend, hautregenerierend, menstruationsfördernd, narbenbildend, schleimlösend, stärkend, verdauungsfördernd, wundheilend, zellschützend

Anwendung: bei Asthma, Blasenentzündung, Blutungen, Blutstürzen, Bronchitis, Ekzemen, Erkältung, Falten, Geschwüren, Gicht, Grippe; trockener, welker und müder Haut; Hautkrankheiten, Husten, Katarrh, Kurzatmigkeit, Narben, Rachenentzündung, Stockschnupfen, Syphilis, Weißfluss, Wunden, Zwischenblutungen

Wirkung auf die Seele:

besänftigend, gedankenvertiefend

Anwendung: bei Angst, Erregbarkeit, Ratlosigkeit, nervösen Spannungen, Stress, triebhaften Überreaktionen; verlangsamt und vertieft die Atmung, schenkt Gelassenheit, verleiht Klarheit

Sonstiges:

Gebets- und Meditationsöl; zur Luftreinigung

Weihrauchkraut

(→Rosmarin)

Weißer Teebaum

(→Cajeput)

Weißbirke

(→Birke)

Weißtanne (Edeltanne, Silbertanne)

Name:	Abies alba; Picea glauca
Familie:	Pinaceae; Kieferngewächse
Vorkommen:	Kanada, Mittel- und Südeuropa, Nordamerika, Ostasien
Gewinnung:	Wasserdampfdestillation der Nadeln und Zweigspitzen
Duft/Geschmack:	waldig, frisch-würzig, tannig
Note:	Kopf/Herz
Element:	Erde
Sternzeichen:	Jungfrau
Planet:	Merkur

W

Wirkung auf den Körper:

abwehrsteigernd, anregend, antiseptisch, atmungsentkrampfend, geruchsneutralisierend, durchblutungsfördernd, hustenreizlindernd, schleimlösend, schmerzlindernd, stärkend

Anwendung: bei beengter Atmung, Blähungen, Bronchitis (öffnend), Erkältung, körperlichen Erschöpfungszuständen, Fieber, Grippe, schwerer Herztätigkeit, Magenkrämpfen, Muskelschmerzen, Nebenhöhlenentzündung, Rheumatismus, trockener Schleimhaut, Verspannung (Massage), Verstopfung, Völlegefühl; zur Entschlackung des Bindegewebes, zum Pulsausgleich

Wirkung auf die Seele:

aufbauend, reinigend, stärkend

Anwendung: bei seelischer Erschöpfung, Niedergeschlagenheit, schlechten Träumen, psychischer Unausgeglichenheit, Unsicherheit; gibt Mut, stärkt das Selbstvertrauen

Sonstiges:
Meditationsöl

Wermut, wilder

(→Beifuß)

Wiesenkönigin (Geißbart)

Name:	Filipendula ulmaria
Familie:	Rosaceae; Rosengewächse
Vorkommen:	Europa, Nordamerika
Gewinnung:	Wasserdampfdestillation der gesamten blühenden Pflanze
Duft/Geschmack:	frisch, krautig
Note:	Basis
Element:	Feuer
Sternzeichen:	Steinbock
Planet:	Saturn

Wirkung auf den Körper:
entzündungshemmend, stark entgiftend, entwässernd, schleimlösend, schweißtreibend

Anwendung: bei Atemwegsverschleimung, Blasenerkrankungen, Durchfall, Gicht, Harnsteinen, Korpulenz (Dickleibigkeit) Masern, Muskelverhärtung, Nierenkoliken, Nierenproblemen, Rheumatismus, Ruhr, Übersäuerung, Zellulitis

Wirkung auf die Seele:
anregend, konzentrationsfördernd

Anwendung: bei Hysterie, Konzentrationsschwäche, Müdigkeit: stimuliert die Psyche

Wilder Majoran

(→Oregano)

Wilder Thymian

(→Quendel)

Wintergrün

Name:	Gaultheria procumbens
Familie:	Ericaceae; Erikagewächse
Vorkommen:	Nordamerika
Gewinnung:	Wasserdampfdestillation der Blätter
Duft/Geschmack:	intensiv, süß-holzig, würzig
Note:	Basis
Element:	Feuer
Sternzeichen:	Widder
Planet:	Mars

Wirkung auf den Körper:
adstringierend, blähungsmindernd, entzündungshemmend, gefäßerweiternd, harntreibend, hustenreizlindernd, menstruationsfördernd, milchtreibend, schmerzlindernd

Anwendung: bei Arthrose, Arthritis, Bluthochdruck, Gürtelrose, Krämpfen, Migräne, Muskelrheumatismus, rheumatischer Polyarthritis, Sehnenentzündung

Wirkung auf die Seele:
anregend, konzentrationsfördernd
Anwendung: bei Energielosigkeit, Konzentrationsschwäche, Müdigkeit

Vorsicht!
Nur als Raumduft verwenden oder in starker Verdünnung auf der Haut. Nicht einnehmen – giftig, starke Hautreizungen möglich.

Wundbalsam

(→Perubalsam)

Wurmkraut (Gemeiner Rainfarn)

Name:	Tanacetum vulgare
Familie:	Asteraceae; Korbblütler
Vorkommen:	Mitteleuropa, Nordamerika
Gewinnung:	Wasserdampfdestillation aus der ganzen Pflanze
Duft/Geschmack:	warm, scharf, würzig, krautig
Note:	Basis
Element:	Feuer
Sternzeichen:	Skorpion
Planet:	Mars

Wirkung auf den Körper:
anregend, blähungsmindernd, entzündungshemmend, fiebersenkend, krampflösend, menstruationsfördernd, nervenstärkend, schweißtreibend, stärkend, verdauungsfördernd, wurmtreibend

Anwendung: entfällt

Wirkung auf die Seele:
keine bekannt
Anwendung: entfällt

Sonstiges:
Abtreibungsmittel

Vorsicht!
Nicht einnehmen – giftig.

Wurmsamen (Baltimore-Öl)

Name:	Chenopodium ambrosioides
Familie:	Amaranthaceae; Fuchsschwanzgewächse
Vorkommen:	Indien, Ungarn, Nord- und Südamerika, Russland
Gewinnung:	Wasserdampfdestillation der ganzen Pflanze mit Früchten und Samen
Duft/Geschmack:	süßlich-holzig, kampferartig, schwer
Note:	Herz
Element:	Erde
Sternzeichen:	Jungfrau
Planet:	Mars

Wirkung auf den Körper:
antirheumatisch, blutdrucksenkend, krampflösend, schleimlösend, wurmtreibend
Anwendung: entfällt

Wirkung auf die Seele:
keine bekannt
Anwendung: entfällt

Vorsicht!
Sehr giftig, weder innerlich noch äußerlich anwenden.

Ylang-Ylang

Name:	Cananga odorata
Familie:	Annonaceae; Annonengewächse
Vorkommen:	Philippinen, Java (Indonesien), Komoren, Madagaskar, Sansibar, Sumatra, Tahiti
Gewinnung:	Wasserdampfdestillation der frischen Blüten
Duft/Geschmack:	weiblich blumig, sinnlich-erotisch, süß
Note:	Herz
Element:	Wasser
Sternzeichen:	Stier, Skorpion
Planet:	Venus

Wirkung auf den Körper:
leicht antiseptisch, atemfrequenzherabsetzend, ausgleichend, blutdrucksenkend, entzündungshemmend, feuchtigkeitsspendend, hautglättend, hautpflegend, herzberuhigend, infektionshemmend, nervenstärkend, ruhigstellend
Anwendung: bei Akne, hohem Blutdruck, Hautproblemen, Herzrasen, Herzklopfen, Hyperventilation, innerer Kälte, nervösen Kopfschmerzen, prämenstruellem Syndrom (PMS), Schlaflosigkeit, Unruhe, Unsicherheit, Verspanntheit, Wechseljahresbeschwerden, Zellerneuerung;

zur Förderung des Haarwuchses; nach Unterleibsoperationen; wirkt anregend auf die Hypophyse

Wirkung auf die Seele:
angsthemmend, erotisierend, depressionsmildernd, entkrampfend, erheiternd, euphorisierend

Anwendung: bei Enttäuschung, Frigidität, Impotenz, Nervosität, Schlaflosigkeit; als Aphrodisiakum; stärkt die Ausstrahlung; gibt Selbstvertrauen

Vorsicht!
Nicht innerlich einnehmen! In Maßen anwenden, kann Kopfschmerzen und Übelkeit auslösen.

Ysop

Name:	Hyssopus officinalis
Familie:	Labiatae/Lamiaceae; Lippenblütler
Vorkommen:	Asien, Amerika, Europa, Mittelmeerraum
Gewinnung:	Wasserdampfdestillation
Duft/Geschmack:	süßlich-herb, kampferartig, aromatisch
Note:	Basis
Element:	Erde
Sternzeichen:	Jungfrau
Planet:	Merkur

Wirkung auf den Körper:
adstringierend, antiseptisch, bakterienvernichtend, blähungsmindernd, blutdruckregulierend, fiebersenkend, harntreibend, herzstär-

kend, krampflösend, keislaufstärkend, menstruationsfördernd, narbenbildend, schleimlösend, schweißtreibend, verdauungsfördernd, virenbekämpfend, wundheilend, wurmtreibend

Anwendung: bei Asthma, zu hohem und zu niedrigem Blutdruck (ausgleichend), Blutergüssen, Bronchitis, Ekzemen, Erkältung, blauen Flecken, Grippe, Halsschmerzen, Hautleiden, Keuchhusten, Koliken, Magenverstimmung, Mandelentzündung, Menstruationsbeschwerden, Ohrenschmerzen, Quetschungen, Rheumatismus, Verdauungsbeschwerden, Wunden, Zahnschmerzen

Wirkung auf die Seele:
beruhigend, konzentrationsfördernd, nervenstärkend
Anwendung: bei Angst, Erschöpfung, Hysterie, Konzentrationsschwäche, seelisch-geistiger Schwäche, Stress

Vorsicht!
In Maßen gebrauchen. Nicht geeignet für Epileptiker oder Schwangere.

Zeder – Cedrus (Atlaszeder, Libanonzeder)

Name:	Cedrus atlantica = Atlaszeder
	Cedrus libani = Libanonzeder
Familie:	Pinaceae; Kieferngewächse
Vorkommen:	Atlasgebirge, Algerien, Nord- und
	Mittelamerika, Marokko
Gewinnung:	Wasserdampfdestillation aus Holzabfällen
	und Sägemehl
Duft/Geschmack:	warm, holzig, würzig
Note:	Basis
Element:	Erde
Sternzeichen:	Jungfrau
Planet:	Merkur

Z

Wirkung auf den Körper:

stark antiseptisch, aufbauend, desinfizierend, durchblutungsfördernd, harntreibend, hautpflegend, pilztötend, schleimlösend, stärkend, wärmend

Anwendung: bei Akne, Blasenentzündung, Blasenschmerzen, Bronchitis, Depressionen, Ekzemen, Geschwüren, Gonorrhoe, Haarausfall, Harnwegserkrankung, Hautausschlag, Herpes, Insektenstichen, Schwäche des Immunsystems, Nierenbeckenentzündung, Pilzinfektion, Schnupfen, Schuppen, Schuppenflechte, Juckreiz, Weißfluss

Wirkung auf die Seele:

depressionsmildernd, angstlösend, aggressionsmildernd, aphrodisisch, beruhigend, nervenberuhigend, seelisch harmonisierend, selbstvertrauenstärkend, tröstend

Anwendung: schenkt Hoffnung und Zuversicht, verleiht Mut

Sonstiges:
zur Insektenabwehr, auch gegen Motten und Holzwürmer (ein paar Tropfen in die Möbelpolitur geben).

Vorsicht!
Nicht anwenden während der Schwangerschaft. Nicht innerlich einnehmen, kann das Zentralnervensystem reizen. Nicht geeignet für Epileptiker. Nicht als Kinderöl einsetzen.

Zeder – Juniperus
(Texaszeder, Virginiazeder)

Name:	Juniperus mexicana = Texaszeder
	Juniperus virginiana = Virginiazeder
Familie:	Cupressaceae; Zypressengewächse
Vorkommen:	Nordamerika
Gewinnung:	Wasserdampfdestillation aus Holzabfällen und Sägemehl
Duft/Geschmack:	süß, balsamig, »Bleistiftduft«
Note:	Basis
Element:	Erde
Sternzeichen:	Jungfrau
Planet:	Merkur

Wirkung auf den Körper:
antiseptisch, harntreibend, hautpflegend, krampflösend, kreislaufanregend, menstruationsfördernd, schleimlösend, Talgproduktion vermindernd

Anwendung: bei Akne, Arthritis, Blasenentzündung, Bronchitis, Ek-

zemen, fettigem Haar, fettiger Haut, Husten, Katarrh, Nebenhöhlenentzündung, Rheumatismus, Schuppen, Weißfluss

Wirkung auf die Seele:
leicht depressionsmindernd, nervenberuhigend, seelisch harmonisierend, stressmindernd

Sonstiges:
Insektenabwehr

Vorsicht!
Nicht anwenden während der Schwangerschaft. Nicht innerlich ein-
nehmen, kann das Zentralnervensystem reizen. Nicht geeignet für
Epileptiker. Nicht als Kinderöl einsetzen.

Zimt-Cassia

(→Cassia)

Zimt

Name:	Cinnamomum ceylanicum
Familie:	Lauraceae; Lorbeergewächse
Vorkommen:	Ghana, Ostindien, Philippinen, Sri Lanka
Gewinnung:	Wasserdampfdestillation der Blätter oder der Rinde
Duft/Geschmack:	warm, würzig, süßlich
Note:	Basis
Element:	Feuer
Sternzeichen:	Blatt = Schütze/Rinde = Löwe
Planet:	Blatt = Jupiter/Rinde = Sonne

Wirkung auf den Körper:

adstringierend, stark antiseptisch, appetitanregend, atmungsanregend, blähungsmindernd, blutstillend, durchblutungsfördernd, fäulnishemmend, herzanregend, krampflösend, kreislaufanregend, kühlend, magenstärkend, menstruationsfördernd, mikrobenabtötend, parasitentötend, pilztötend, verdauungsfördernd, virenbekämpfend, wurmtreibend, wehenanregend

Anwendung: bei Amöbenruhr, Appetitlosigkeit, Darminfektionen, Dickdarmkatarrh, Durchblutungsstörungen, Durchfall, Erkältung, Grippe, Herzproblemen, Infektionskrankheiten, Insektenstichen, Krämpfen, Krätze, Kreislaufschwäche, Läusen, Menstruationsbeschwerden, Rheumatismus, Schlangenbissen, Schüttelfrost, Tropenfieber, Verdauungsstörungen, Warzen, Weißfluss, Wespenstichen, Venenleiden, Zwischenblutungen; zur Wehenförderung, Zahnpflege

Wirkung auf die Seele:

erotisierend, nervenstärkend, seelisch stabilisierend, wärmend

Anwendung: bei Angst, Einsamkeit, nervlicher Erschöpfung, Frigidität, Gefühlskälte, Impotenz, Schwächezustand, Unausgeglichenheit, seelischer Verkrampfung; schenkt Inspiration, verleiht Kreativität

Vorsicht!
Schwach dosieren. Nicht während der Schwangerschaft verwenden. Blattöl kann leicht, Rindenöl stark hautreizend wirken.

Zirbelkiefer

Name:	Pinus cembra
Familie:	Pinaceae; Kieferngewächse
Vorkommen:	Alpen, Karpaten, Ural
Gewinnung:	Wasserdampfdestillation der Zweige und Nadeln
Duft/Geschmack:	frisch, harzig, leicht herb
Note:	Basis
Element:	Erde
Sternzeichen:	Steinbock
Planet:	Saturn

Wirkung auf den Körper:
abführend, antiseptisch, auswurffördernd, harntreibend, hustenreizlindernd, narbenbildend, schleimlösend, wurmtreibend
Anwendung: bei Asthma, Blasenentzündung, Bronchitis, rauhem Hals, Hämorrhoiden, Herzschmerzen, Keuchhusten, Nasenbluten, Verbrennungen; zur Wundheilung

Wirkung auf die Seele:
aufbauend, beruhigend, erdend, stärkend, stimmungsaufhellend
Anwendung: bei Antriebslosigkeit, Depressionen; verleiht Ausdauer, Mut und Stärke

Zitrone

Name:	Citrus limonum
Familie:	Rutaceae; Rautengewächse
Vorkommen:	Asien, Indien, Mittel- und Südamerika, Mittelmeerraum
Gewinnung:	Kaltpressung der Fruchtschale
Duft/Geschmack:	leicht, frisch, zitronig
Note:	Kopf
Element:	Luft
Sternzeichen:	Zwillinge
Planet:	Merkur

Wirkung auf den Körper:
adstringierend, antiseptisch, bakterienvernichtend, blähungsmindernd, blutdrucksenkend, blutreinigend, blutstillend, durchblutungsfördernd, entgiftend, fiebersenkend, harntreibend, insektenvernichtend, krampflösend, mikrobenabtötend, narbenbildend, schweißtreibend, stärkend, wurmtreibend
Anwendung: bei Akne, Anämie (Blutarmut), Arthritis, Asthma, Bindegewebsschwäche, Bluthochdruck, Bronchitis, Durchblutungsstörungen, Erkältung, Faltenbildung, Fieber, neurovegetative Funktionsstörungen, Furunkeln, Gallen- und Leberleiden, Grippe, Halsinfektionen, Hautirritationen, Herpes, Hornhautwucherung, Infektionen, Insektenstichen, Katarrh, Korpulenz (Dickleibigkeit), Krampfadern,

Magen-Darm-Problemen, Mundschleimhautgeschwüren, brüchigen Nägeln, Nasenbluten, Rheumatismus, Schnittverletzungen, Sklerose, Skorbut, Verdauungsstörungen, Warzen, Zellulitis; zur Bildung weißer Blutkörperchen, Hautpflege, Hautstraffung

Wirkung auf die Seele:
energiespendend, erheiternd, erfrischend, leicht erotisierend, inspirierend, stimmungsaufhellend
Anwendung: bei Antriebslosigkeit, Arbeitsunlust, Depressionen, Lustlosigkeit, Müdigkeit; fördert die Kreativität, die Fantasie

Sonstiges:
Deodorant

Vorsicht!
Kann Lichtflecken auf der Haut verursachen.

Zitronelle
(→Citronella)

Zitroneneukalyptus
(→Eukalyptus cidriodora)

Zitronengras
(→Lemongrass)

Zitronenmelisse

(→Melisse)

Zitronenverbene

(→Verbene)

Zwiebel

Name:	Allium cepa
Familie:	Amaryllidaceae; Amaryllisgewächse
Vorkommen:	Ägypten, Asien, Europa, Mexiko
Gewinnung:	Wasserdampfdestillation der Zwiebel
Duft/Geschmack:	unangenehm schwefelig, aufdringlich stinkend
Note:	Basis
Element:	Erde/Feuer
Sternzeichen:	Stier
Planet:	Venus

Wirkung auf den Körper:

antiseptisch, bakterienvernichtend, blähungsmindernd, blutdrucksenkend, cholesterinsenkend, entzündungshemmend, harntreibend, stark keimtötend, magenstärkend, mikrobenabtötend, pilztötend, verdauungsfördernd, wurmtreibend

Anwendung: bei hohem Blutdruck, Darmparasiten, Erkältung, Gicht, Rheumatismus, Grippe, Herzklopfen, Korpulenz (Dickleibigkeit), Nasenschleimhautentzündung

Wirkung auf die Seele:

beruhigend

Anwendung: bei Nervosität

Sonstiges:
unangenehmer Geruch

Zypresse

Name:	Cupressus sempervirens
Familie:	Cupressaceae; Zypressengewächse
Vorkommen:	Europa, Mittelmeerraum
Gewinnung:	Wasserdampfdestillation der Nadeln und Zweigspitzen
Duft/Geschmack:	rauchig, süß, balsamisch
Note:	Basis
Element:	Erde
Sternzeichen:	Steinbock
Planet:	Saturn

Wirkung auf den Körper:
adstringierend, antiseptisch, blutstillend, geruchsneutralisierend, gefäßreinigend, harntreibend, krampflösend, leberanregend, schweißtreibend, stärkend

Anwendung: bei Asthma, Bronchitis, Durchblutungsstörungen, Eierstockzysten, Grippe, Hämorrhoiden, Husten, Krampfadern, Keuchhusten, Menstruationsbeschwerden, Muskelkrämpfen, Ödemen, prämenstruellem Syndrom (PMS), Rheumatismus, zu starker Schweißbildung, Venenleiden, Zahnfleischvereiterung, Zellulitis

Wirkung auf die Seele:
beruhigend, nervenstärkend

Anwendung: bei Angst, Entscheidungsschwäche, nervösen Spannungen, Unentschlossenheit, Zaghaftigkeit, Zweifeln; verleiht Entschlusskraft und Klarheit

Vorsicht!
Nicht geeignet für Epileptiker. Nicht während der Schwangerschaft verwenden.

Zypressenkraut

(→Santolin)

Die Basisöle
(Körperöle)

Aloeveraöl

Name: Aloe barbadensis

Familie: Xanthorrhoeaceae; Grasbaumgewächse

Vorkommen: Afrika, Amerika, Asien, Mexiko

Gewinnung: kleingeschnittene Blatteile werden in Trägeröle eingelegt oder Pressung und Untermischung in Basisöl

Wirkung:
erfrischend, reizlindernd, straffend

Anwendung: bei Allergien; Ekzemen, Hautirritationen, Lymphsystem (reinigend), Schuppenflechte, Sonnenbrand, Wunden; zur Babypflege

Hauttyp:
für jeden Hauttyp und Zustand geeignet; gut für fette, trockene, alternde und entzündete Haut

Sonstiges:
enthält eine große Anzahl von Enzymen, Mineralien, Proteinen und Vitaminen

Vorsicht!
Nicht zum Verzehr geeignet.

Aprikosenkernöl

Name: Prunus armeniaca
Familie: Rosaceae; Rosengewächse
Vorkommen: Amerika; Mittelmeergebiet
Gewinnung: Kaltpressung

Wirkung:
gewebepflegend, mild
Anwendung: bei empfindlicher Haut (z. B. zur Gesichtspflege)

Hauttyp:
bei rissiger, spröder, trockener Haut

Sonstiges:
wenig fettend; sehr schmackhaftes Speiseöl

Arnikablütenöl

Name: Arnica montana
Familie: Asteraceae; Korbblütler
Vorkommen: Europa, Mittelasien, Nordamerika
Gewinnung: Einlegen der Blüten in hochwertige Basisöle,
     danach werden die Pflanzenteile ausgesiebt

Wirkung:
durchblutungsfördernd, kreislaufanregend
Anwendung: bei blauen Flecken, Blutergüssen, Durchblutungsstörungen, Gelenkentzündung, Gicht, Krampfadern, Muskelschmerzen, Narben, Prellungen, Rheumatismus, Quetschungen; Sportverletzun-

gen, Verspannungen, Verstauchungen, Wunden, Zerrungen; zur Verbesserung der Hautdurchblutung, Muskeldurchblutung

Hauttyp:
jede Haut

Sonstiges:
enthält die Wirkstoffe Cholin, Flavon, Hefe, Azulen, Vitamin A, Kieselsäure; gutes Massageöl für Sportler

Vorsicht!
Nicht innerlich anwenden. Nicht geeignet bei Neigung zu geplatzten Äderchen.

Avocadoöl

Name:	Persea americana
Familie:	Lauraceae; Lorbeergewächse
Vorkommen:	Florida, Kalifornien; Südafrika; Südamerika
Gewinnung:	aus dem Fruchtfleisch durch Pressung oder Zentrifugierung

Wirkung:
glättend (sehr gute Hautaufnahme), stark regenerierend, reizlindernd, weichmachend

Anwendung: bei Austrocknung der Haut, Bindegewebsbeschwerden, Entzündungen, Fältchenbildung, schweren Hautkrankheiten, Neurodermitis, Schuppen, Schuppenflechte; zur Verbesserung der Hautgeschmeidigkeit, zum Aufweichen verhärteten Gewebes

Hauttyp:
für jeden Hauttyp, besonders bei trockener, schuppiger und entzündlicher Haut

Sonstiges:
enthält die Vitamine A, B, D, E, A1, B1 und B2, Lecithin, ungesättigte
Fettsäuren, Eiweiß und Mineralien; sehr gutes Salat-, Saucen- und
Mayonnaiseöl

Borretschöl

Name:	Borago officinalis
Familie:	Boraginaceae; Raublattgewächse
Vorkommen:	Balkan, Kleinasien, Mittel- und Südeuropa
Gewinnung:	Pressung oder Zentrifugieren der gemahlenen Samenkörner

Wirkung:
ausgleichend, beruhigend, verjüngend
Anwendung: bei Angstgefühlen, Hautproblemen, Menstruationsbeschwerden, Nervosität, nervösen Spannungen, psychosomatischen
(durch geistig-seelische Probleme verursachte) Erkrankungen, Unruhe, Schlaflosigkeit, stressbedingten Beschwerden; als Massageöl

Hauttyp:
für jede Haut sehr gut geeignet

Sonstiges:
enthält viel Linolensäure; gutes Salatöl

Calendulaöl (Ringelblumenöl)

Name: Calendula officinalis

Familie: Asteraceae; Korbblütler

Vorkommen: Ägypten, Asien, Europa; Mittelmeerraum, Syrien, USA

Gewinnung: Blüten und Blätter werden 2–3 Wochen in Trägeröle eingelegt, danach werden die Pflanzenteile abgesiebt

Wirkung:
narbenbildend, reizlindernd

Anwendung: bei Brandwunden, blauen Flecken, Hämorrhoiden, Hauterkrankungen, Krampfadern, Menstruationsbeschwerden, Schnittwunden; zur Handpflege (für Hände, die dauernd Kälte und Wasser ausgesetzt sind), Wundheilung; zur Babypflege bei wundem Po oder Windelausschlägen

Hauttyp:
sehr gut für schlecht durchblutete und raue Haut

Sonstiges:
enthält viele pflanzliche Bitterstoffe

Vorsicht!
Wegen der Bitterstoffe nicht als Speiseöl geeignet.

Distelöl (Safloröl)

Name:	Carthamus tinctorius
Familie:	Asteraceae; Korbblütler
Vorkommen:	Ägypten, USA
Gewinnung:	Kaltpressung der Samen

Wirkung:

ausgleichend, entzündungshemmend, abwehrstärkend, zellregenerierend; aktiviert den Stoffwechsel

Anwendung: bei Hautproblemen; zur Zellregeneration

Hauttyp:

fette Haut

Erdnussöl

Name:	Arachis hypogaea
Familie:	Fabiaceae; Hülsenfrüchtler
Vorkommen:	Afrika, Indien, USA
Gewinnung:	Kaltpressung der Nüsse

Wirkung:

reizlindernd

Anwendung: bei Ekzemen, Haarschuppen, Milchschorf; zur Hautpflege

Hauttyp:

alle Hauttypen

Vorsicht!
Nicht anwenden bei nässender oder akut entzündeter Haut.

Hagebuttenkernöl (Wildrosenöl)

Name:	Rosa rubiginosa, Rosa mosqueta
Familie:	Rosaceae; Rosengewächse
Vorkommen:	Chile
Gewinnung:	Kaltpressung der Samen

Wirkung:
entzündungshemmend, abwehrstärkend, zellregenerierend, zellteilungsanregend
Anwendung: bei Akne, Altersflecken, Ekzemen, Falten, Narben, Schuppenflechte; zum Ausgleich der Talgdrüsenproduktion

Hauttyp:
für trockene, rissige Haut

Hanföl

Name:	Cannabis sativa
Familie:	Cannabaceae; Hanfgewächse
Vorkommen:	Europa
Gewinnung:	Kaltpressung der Samen

Wirkung:
cholesterinsenkend, abwehrstärkend, krampflösend, regenerierend, schmerzlindernd, zellregenerierend

Anwendung: bei Arteriosklerose, Darmträgheit, Durchfall, Neurodermitis, Verdauungsstörungen; für den Zellaufbau

Hauttyp:
für beanspruchte und feuchtigkeitsarme Haut

Sonstiges:
hoher Gehalt an essenziellen Fettsäuren

Haselnussöl

Name:	Corylus avellana
Familie:	Betulaceae; Birkengewächse
Vorkommen:	Süd- und Mitteleuropa, Türkei
Gewinnung:	Kaltpressung der Nüsse

Wirkung:
reizlindernd
Anwendung: bei Hautproblemen

Hauttyp:
für trockene, fette und strapazierte Haut

Sonstiges:
natürlicher Sonnenschutz, gut als Sonnenöl

Johanniskrautöl

Name: Hypericum perforatum
Familie: Hypericaceae; Johanniskrautgewächse
Vorkommen: Asien, Europa, Nordafrika
Gewinnung: Blüten und Blätter werden 2–3 Wochen in Trägeröle eingelegt, danach werden die Pflanzenteile abgesiebt

Wirkung:
beruhigend, euphorisierend, desinfizierend, durchblutungsfördernd, entzündungshemmend, nervenstärkend, schmerzstillend, stimmungsaufhellend, wundheilend

Anwendung: bei Angst, Bandscheibenschäden, Brustwarzenentzündung (stillende Mütter), Entzündungen, Erregungszuständen, Erschöpfung, Gicht, Hornhautwucherung, Ischiasbeschwerden, Konzentrationsschwäche, Migräne, Muskelkater, Muskelverspannung und -verhärtung, Nervosität, Prellungen, Rheumatismus, Schlaflosigkeit, Schwangerschaftsunruhe, Schultersteifheit, Sonnenbrand, Überforderung, Winterdepressionen; zur Förderung der Durchblutung

Hauttyp:
für schlecht durchblutete und blasse Haut

Sonstiges:
hoher Gerbstoffanteil, sehr gute Tiefenwirkung

Vorsicht!
Nicht für die Küche geeignet.

Jojobaöl

Name:	Simmondsia chinensis
Familie:	Simmondsiaceae
Vorkommen:	Arizona, Australien, Mexiko
Gewinnung:	Kaltpressung der weißen Samenkerne

Wirkung:

bakterienvernichtend, entzündungshemmend, hautregenerierend

Anwendung: bei Akne, Austrocknung der Haut, Blasenentzündung, Ekzemen, Faltenbildung, Krampfadern, Schuppenflechte, Schwangerschaftsstreifen, Zellulitis; zur Zellerneuerung; allg. zum Schutz der Haut, aber auch in der Sonne

Hauttyp:

für jeden Hauttyp

Sonstiges:

enthält viele Fettsäuren; sehr gutes Trägeröl, weil es schnell in die Haut eindringt; Jojobaöl ist eine Wachsart und kann nicht ranzig werden; es hat einen Lichtschutzfaktor von 4–6 und ist ideal zum Einsatz als Sonnenschutzmittel

Vorsicht!

Nicht geeignet zur Speisenzubereitung.

Kürbiskernöl

Name: Cucurbita pepo

Familie: Cucurbitaceae; Kürbisgewächse

Vorkommen: Europa, Ungarn

Gewinnung: Kaltpressung aus den Kernen

Wirkung:

bakterienvernichtend, harntreibend, krampflösend

Anwendung: bei Arteriosklerose, Bandscheibenproblemen, Blasenentzündung, hohem Blutdruck, erhöhten Blutfettwerten, Harnwegsproblemen, Muskelkrämpfen, Nierenerkrankungen, Prostataproblemen, Reizblase

Hauttyp:

trockene, rissige, beanspruchte, schuppige Haut

Leinöl (Flachsöl)

Name: Linum usitatissimum

Familie: Linaceae; Leingewächse

Vorkommen: Argentinien; USA, Russland

Gewinnung: Kaltpressung der Samen

Wirkung:

entzündungshemmend, schmerzstillend, zellregenerierend

Anwendung: bei Arteriosklerose, Blasenentzündung, Brustkrebs (Vorsorge und Nachsorge), Muskelerkrankungen, Nierensteinen, Osteoporose, Rheumatismus, Versteifung

Hauttyp:

trockene, zu Ekzemen neigende Haut; bei schmerzhaften Hautrissen, berufsbedingten Hautschäden

Macadamianussöl

Name:	Macadamia ternifolia
Familie:	Proteaceae; Silberbaumgewächse
Vorkommen:	Amerika, Hawaii, Neuseeland, Kenia
Gewinnung:	Kaltpressung der Nüsse

Wirkung:

regenerierend, zellschützend

Anwendung: bei Falten, Haarproblemen (Spliss, sprödem Haar), Hautaustrocknung, Hautirritationen, Hornhautwucherungen; zur Gesichts- und Ganzkörperpflege

Hauttyp:

zarte und empfindliche Haut

Sonstiges:

Lichtschutzfaktor 3–4, deshalb gutes Sonnenschutzöl; Massageöl, schmackhaftes Speiseöl

Mandelöl, süßes

Name: Prunus dulcis
Familie: Rosaceae; Rosengewächse
Vorkommen: Ägypten, China, Kalifornien, Kleinasien, Mittelmeerraum, Syrien,
Gewinnung: Kaltpressung der Mandelkerne

Wirkung:
pflegend, reizlindernd, schützend
Anwendung: bei Ekzemen, Falten, Hautaustrocknung, Hautirritationen, Juckreiz, Schürfwunden, Schuppen; zur Babypflege, Gesichts- und Ganzkörperpflege

Hauttyp:
alle Typen, besonders für empfindliche, spröde und trockene Haut, auch für raue und rissige Haut

Sonstiges:
schmackhaftes Speiseöl für Rohkostgerichte und Salate

Mohnblumenöl (Klatschmohn, Feldmohn)

Name: Papaver rhoeas
Familie: Papaveraceae; Mohngewächse
Vorkommen: Amerika, Asien, Europa
Gewinnung: Blüten und Blätter werden 2–3 Wochen in Trägeröle eingelegt, danach werden die Pflanzenteile abgesiebt

Wirkung:
belebend, entspannend, schmerzlindernd

Anwendung: bei Gelenkschmerzen, Muskelschmerzen, Rheumatismus, Schmerzzuständen, zur Unterstützung bei Wirbelsäulentherapien

Hauttyp:
alle Hauttypen

Nachtkerzenöl

Name:	Oenothera biennis
Familie:	Onagraceae; Nachtkerzengewächse
Vorkommen:	Europa, Nord- und Mittelamerika
Gewinnung:	Kaltpressung Samenkörner
	(sehr aufwendig, sehr teuer)

Wirkung:
gebärmutterstärkend/-unterstützend, gefäßerweiternd

Anwendung: bei Allergien, Arthritis, Arteriosklerose, hohem Blutdruck, hohen Cholesterinwerten, Ekzemen, Hautirritationen, Leberschäden, Herzerkrankungen, Hysterie, Multipler Sklerose, Nervenerkrankungen, Neurodermitis, prämenstruellem Syndrom (PMS), Rheumatismus, Schuppenflechte, Stoffwechselstörungen, Thrombosen, Unruhe; zur Verbesserung der Hautgeschmeidigkeit, der Talgabsonderung

Hauttyp:
jeder Hautyp, besonders aber gereizte, entzündliche und strapazierte Haut

Sonstiges:
enthält viel Linolensäure; hat sehr hohen Nährwert, gehört zu den gesündesten Speiseölen; gut zur inneren Anwendungen geeignet

Olivenöl

Name:	Olea europaea
Familie:	Oleaceae; Ölbaumgewächse
Vorkommen:	Mexiko, Mittelmeerraum, Peru, Südafrika, Vorderasien
Gewinnung:	Kaltpressung

Wirkung:
desinfizierend, entschlackend, entzündungshemmend, wundheilend
Anwendung: bei Brandwunden, Darmbeschwerden (innerlich), Entzündungen, Gallenleiden (innerlich), Haarproblemen, Hautentzündungen, Magenbeschwerden (innerlich), Muskelverhärtungen, Rheumatismus, Verdauungsproblemen (innerlich), Verstopfung (innerlich), Schmerzen, Schürfwunden; zur Senkung des Blutfettspiegels, Nagelpflege

Hauttyp:
für alle Hauttypen, besonders bei rissiger und rauer Haut sowie zu Entzündungen neigender Haut

Sonstiges:
schmackhaftes Speiseöl

Rapsöl

Name: Brassica napus
Familie: Cruciferae/Brassicaceae; Kreuzblütler
Vorkommen: Mitteleuropa, Kanada
Gewinnung: Kaltpressung der Samen

Wirkung:
reizlindernd
Anwendung: bei Arteriosklerose, Blutfettwerte ausgleichend, gut für
»Ölziehkuren«

Hauttyp:
alle Hauttypen

Sanddornextraktöl

Name: Hippophae rhamnoides
Familie: Elaegnaceae; Ölweidengewächse
Vorkommen: Himalaja, Mittel- und Nordeuropa,
Nordasien, Russland, Skandinavien, Ukraine
Gewinnung: Extraktion (Auszug) aus den Beeren mit
Kohlendioxid oder Kaltpressung

Wirkung:
abwehrsteigernd, geweberegenerierend, narbenbildend, schmerzstillend
Anwendung: bei Akne, Brandwunden, chronischen Hauterkrankungen,
Hauterkrankungen des Anal- und Genitalbereiches, Magengeschwüren
(innerlich), Mundschleimhautirritationen, Schuppen, Wunden

Hauttyp:
für jede Haut, besonders für wetterempfindliche, trockene, rissige und irritierte Haut

Sonstiges:
reich an Fettsäuren und Linolensäuren, enthält Carotinoide und viel Vitamin E

Vorsicht!
Bei Vitamin E-Allergien und Carotinunverträglichkeit nicht einnehmen und äußerlich nur verdünnt verwenden.

Schwarzkümmelöl

Name:	Nigella sativa
Familie:	Ranunculaceae; Hahnenfußgewächse
Vorkommen:	Ägypten, Vorderasien
Gewinnung:	Kaltpressung der Samen

Wirkung:
abwehranregend, gegen Allergien, entzündungshemmend
Anwendung: bei Akne, Allergien, Darmproblemen, Ekzemen, Entzündungen, Gelenkschmerzen, Grippe, Hämorrhoiden, Hautproblemen, Husten, Migräne, Neurodermitis, Pilzerkrankungen, Psoriasis, Prellungen

Hauttyp:
alle Hauttypen

Sonstiges:
würziges Speiseöl

Sesamöl

Name:	Sesamum indicum
Familie:	Pedaliaceae; Sesamgewächse
Vorkommen:	China, Indien, Sudan, Venezuela
Gewinnung:	Kaltpressung der Samen

Wirkung:
durchblutungsfördernd, entgiftend, stoffwechselunterstützend
Anwendung: bei nässenden Hauterkrankungen; als Gesichts- und Ganzkörperpflegeöl, zum Hautschutz, zur Öffnung der Hautporen

Hauttyp:
alle Typen

Sonstiges:
sehr wirksamer Sonnenschutz – blockiert etwa 30 % der UV-Strahlen; gutes Öl für Dressings und Rohkostsalate

Vorsicht!
Nicht bei Neurodermitis oder entzündlichen Hautprozessen einsetzen.

Sojaöl

Name: Glycine max
Familie: Fabaceae; Hülsenfrüchtler
Vorkommen: Asien, Amerika
Gewinnung: Kaltpressung aus den Bohnen

Wirkung:
abwehrstärkend, cholesterinsenkend, entzündungshemmend, konzentrationsstärkend, leberanregend
Anwendung: bei Akne, Arteriosklerose, Hautentzündungen; zum Schutz der Darmschleimhaut, zur Gesichts- und Ganzkörperpflege

Hauttyp:
trockene Haut

Sonstiges:
enthält viel Vitamin E und Betacarotin; schmackhaftes Küchenöl

Sonnenblumenkernöl

Name: Helianthus annuus
Familie: Asteraceae; Korbblütler
Vorkommen: Afrika, Amerika, Asien, Australien, Europa, Mexiko, Russland
Gewinnung: Kaltpressung der Kerne

Wirkung:
abwehrstärkend, cholesterinsenkend, durchblutungsregulierend, geweberegenerierend, schleimlösend

Anwendung: bei wunden Beinen, Durchblutungsstörungen, Erkältung, Gelenkschmerzen/-erkrankungen, Gewebeneubildung, Geschwüren, Halsentzündung, Hautausschlägen, Nierenproblemen; zur Wundheilung

Hauttyp:
für jeden Hauttyp, besonders »Problemhaut«

Sonstiges:
schmackhaftes Speiseöl

Vorsicht!
Bei geplatzten Äderchen nicht äußerlich anwenden.

Walnussöl

Name:	Juglans regia
Familie:	Juglandaceae; Walnussgewächse
Vorkommen:	Mittel- und Südeuropa,
	Nord- und Südamerika
Gewinnung:	Kaltpressung aus den Nüssen

Wirkung:
abwehrstärkend, fettstoffwechselanregend, lymphreinigend, hormonregulierend
Anwendung: zur Regulierung des Blutzuckerspiegels, Desinfektion des Darms, Hautregeneration; als Gehirntonikum

Hauttyp:
alle Hauttypen

Sonstiges:
Sonnenschutzwirkung

Weizenkeimöl

Name:	Triticum sativum
Familie:	Poaceae; Süßgräser
Vorkommen:	Asien, Australien, Europa, Nord- und Südamerika
Gewinnung:	Kaltpressung

Wirkung:
aufbauend, drüsenfunktionsunterstützend, gewebevitalisierend, narbenbildend, stark regenerierend, zellerneuernd
Anwendung: bei Bindegewebsproblemen, Durchblutungsstörungen, Ermüdungserscheinungen, Herzproblemen, Krampfadern, Schuppenflechte, Schwangerschaftsstreifen,

Hauttyp:
Altershaut, trockene und spröde Haut

Sonstiges:
enthält viel Vitamin E sowie viele Vitamine der B-Gruppe, gutes Diätöl und ideal für Rohkostgerichte

Vorschläge zur Anwendung

Für alle der vorgestellten Anwendungsvorschläge gilt: »Weniger ist mehr.« Ätherische Öle dürfen nur sehr sparsam verwendet werden, denn ihre Wirkung kann bei einem Zuviel durchaus ins Negative umschlagen. Allgemein lässt sich sagen, dass kleine Dosierungen meist beruhigend, höhere eher anregend und zu starke oft giftig sind. Bedenken Sie immer, dass es sich bei ätherischen Ölen um hochkonzentrierte Stoffe handelt. Verwenden Sie im Zweifelsfall lieber etwas weniger.

Aromalampe

Zur Beachtung:
Ätherische Öle wirken sehr stark über die Atmungsorgane, insbesondere über den Geruchssinn, auf den gesamten Körper des Menschen. Die einzelnen Wirkstoffe der Öle werden durch feinste Duftmoleküle über die Lunge aufgenommen und gelangen von dort in den Blutkreislauf. In ihm werden sie zu den jeweiligen Körperstellen bzw. zu den Organen transportiert. Über unser Riechfeld im oberen Bereich der Nasenhöhle erreichen die Duftstoffe das Gehirn direkt (nicht wie alle anderen Sinne, deren Reize über das Rückenmark dorthin geleitet werden) und nehmen sofort Einfluß auf unser limbisches System (Gefühlsbereich) sowie auf den Hypothalamus. Seelische Zustände werden von diesen Reizen unmittelbar beeinflußt, sodass umgehend eine Wirkung eintritt.

Hinweis:
Die Aromalampe sollte mit genügend Wasser betrieben werden, damit die ätherischen Öle nicht auf über 40 °C erhitzt werden. Bei einer zu hohen Temperatur geht die Wirkung der Aromen verloren.

Angst:	je 2–3 Tr. Blutorange, Rosenholz, Weihrauch
Angst bei Kindern:	je 3 Tr. Mandarine, Orange, Clementine
Albträume:	je 2 Tr. Lavendel extra, Vanille, Weißtanne
Atmung:	je 3 Tr. Thymian, Lärche, Zirbelkiefer, Zeder
Depressionen:	je 2–3 Tr. Bergamotte, Rosengeranie, Litsea, Petitgrain
Entspannung:	je 2–3 Tr. Bay, Blutorange, Ylang-Ylang
Erkältung:	je 3 Tr. Eukalyptus, Fichtennadel, Teebaum, Weißtanne oder
	je 2–3 Tr. Fenchel, süß; Lavendel, Rosenholz, Schafgarbe

Insektenschutz:	je 3 Tr. Geranium, Nelke, Teebaum oder je 3–4 Tr. Bergamotte, Limette, Lemongrass
Konzentration:	je 3 Tr. Basilikum, Eukalyptus, Zitrone oder je 3 Tr. Eisenkraut, Rosmarin, Latschenkiefer
Meditation:	je 1–2 Tr. Myrte und Rose, je 3 Tr. Weihrauch und Zeder oder je 3 Tr. Weißtanne, Myrrhe und Sandelholz
Nervosität:	je 2 Tr. Lavendel, Douglasfichte, Perubalsam

Bäder

Zur Beachtung:

Ätherische Öle sind nicht wasserlöslich. Aus diesem Grund benötigen sie einen Emulgator, der sie für das Wasser aufbereitet. Die besten und angenehmsten Emulgatoren für ein Bad sind entweder ein Becher gute Schlagsahne oder 2–3 Esslöffel Honig. In diese werden vorher die unten angegebenen Tropfen ätherisches Öl untergemischt und das Ganze dann in das Badewasser eingerührt. Als Ersatz für die genannten Emulgatoren können Sie auch Milch, Molke, Heilerde oder Essig verwenden. Alle angegebenen Mengen in Tropfen sind Durchschnittsmengen, die Sie nach Ihren eigenen Erfahrungen und Bedürfnissen anpassen können.

Hinweis:

Kontrollieren Sie bitte bei jedem Rezept vor seiner Anwendung, ob im jeweiligen Fall die ätherischen Öle für Schwangere, Kinder oder Epileptiker geeignet sind!

abwehrstärkend:	10 Tr. Eukalyptus, 6 Tr. Fichtennadel, 3 Tr. Salbei, 3 Tr. Thymian

Arthritis:	2 Tr. Kamille, 3 Tr. Zitrone, 7 Tr. Benzoe
belebend:	je 5 Tr. Bergamotte, Zitrone, Lemongrass, Rosmarin
Blasenentzündung/ -beschwerden:	je 7 Tr. Sandelholz, Wacholderbeere
Blutdruck (niedriger)/Frieren:	15 Tr. Kalmus
Entschlackungsbad:	je 3 Tr. Douglasie, Wacholder, Wiesenkönigin, Zitrone, 5 Tr. Geranie
Erkältung:	10 Tr. Eukalyptus, 6 Tr. Fichtennadel, je 3 Tr. Salbei, Thymian oder je 7 Tr. Edeltanne, Eukalyptus, Cajeput
Grippe:	6 Tr. Majoran; je 3 Tr. Bergamotte, Zitrone, Orange,
Inspiration:	7 Tr. Bergamotte, 3 Tr. Eisenkraut, 2 Tr. Neroli
Kinderbad:	je 3 Tr. Mandarine, Honig, Geranie und Orange
Rheuma:	2 Tr. Kamille, je 4 Tr. Lavendel, Benzoe
Muskelschmerzen:	je 4 Tr. Lavendel, Majoran, Zitrone
Schlafstörungen:	15 Tr. Lavendel
sinnlichstimmend:	10 Tr. Honig, 6 Tr. Lavendel, 3 Tr. Jasmin

Einreibung/Massage

Zur Beachtung:

Ätherische Öle sollten vor dem Hautkontakt immer mit einem Basisöl als Trägeröl gemischt und verdünnt werden. Diese Mischung wird dann eingerieben oder einmassiert und wirkt durch die Haut auf die tiefer sitzenden Gewebeschichten bzw. Muskeln und Organe ein. Alle angegebenen Mengen in Tropfen sind Durchschnittsmengen, die Sie nach Ihren eigenen Erfahrungen und Bedürfnissen anpassen können.

Hinweis:
Kontrollieren Sie bitte bei jedem Rezept vor seiner Anwendung, ob im jeweiligen Fall die ätherischen Öle für Schwangere, Kinder oder Epileptiker geeignet sind!

Abwehrschwäche: 10 ml Johanniskrautöl mit je 2 Tr. Angelika, Rosenöl, Weißtanne

aphrodisierend: 10 ml Johanniskrautöl mit je 2 Tr. Palmarosa, Ylang-Ylang, Limette, Lavendel extra, Patschuli

Atmung (vertiefend)/
Kurzatmigkeit: 10 ml Jojobaöl mit je 5 Tr. Douglasie, Teebaum (leichte Brustmassage)

Babymassage: 10 ml Mandelöl mit 1 Tr. Rose

Belebung: 10 ml Avocado- oder Mandelöl mit je 2 Tr. Kampfer, Orange, Rosmarin, Zitrone

Beruhigung: 10 ml Johanniskrautöl mit je 2 Tr. Rose, Neroli, Sandelholz, Wacholderbeere

Blähungen: 10 ml Jojobaöl mit je 5 Tr. Anis, Kümmel, Fenchel (im Bauch- und Darmbereich immer im Uhrzeigersinn in Darmrichtung – zum linken Bein hin – massieren)

Blutdruck (niedri-
ger)/Frieren: 10 ml Jojobaöl mit 2 Tr. Ingwer oder 2 Tr. Kalmus

Durchblutung: 10 ml Calendulaöl mit je 2 Tr. Lärche, Rosmarin, Majoran

Erkältung: 10 ml Jojobaöl mit je 5 Tr. Douglasie, Teebaum (leichte Brustmassage)

Falten/Hautstraffung: 10 ml Jojobaöl mit 10 Tr. Fenchel

Haut (empfindliche): 10 ml Aloeveraöl mit je 2 Tr. Rose, Sandelholz, Kamille

Herzklopfen/Herz-
rhythmusstörung: 10 ml Nachtkerzen- oder Weizenkeimöl mit 2 Tr. Neroli

Koliken: 10 ml Johanniskrautöl mit je 2 Tr. Angelika, Kardamom, Pfefferminze, Thymian

Kopfschmerzen: Krauseminze pur oder verdünnt (auf Schläfe und Stirn einreiben) oder 10 ml Johanniskrautöl mit je 2 Tr. Beifuß, Neroli, Palmarosa (Stirn, Schläfen, Nacken und Schultern einreiben)

Krampfadern
(Linderung): 10 ml Jojobaöl mit je 2 Tr. Limette, Vetiver, Zypresse

Magen-Darm-
Probleme: 10 ml Jojobaöl mit je 5 Tr. Anissamen, Fenchel (im Bauch- und Darmbereich immer im Uhrzeigersinn in Darmrichtung – zum linken Bein hin – massieren)

Menstruations-
beschwerden: 10 ml Calendulaöl oder Jojobaöl mit 3 Tr. Estragon; 2 Tr. Muskatnuss; 2 Tr. Kamille, römisch (den ganzen Unterleib und die Hüfte einmassieren)

Muskelverspannung: 10 ml Johanniskrautöl mit je 3 Tr. Palmarosa, Majoran, Minze

Muskelschmerzen:	je 10 ml Arnika- oder Sesamöl mit je 2 Tr. Cajeput, Grapefruit oder Zypresse
Schuppenflechte:	10 ml Avocado- oder Jojobaöl mit 2 Tr. Cistrose, 2 Tr. Melisse, 4 Tr. Zeder (betroffene Stellen einreiben)
Schwangerschafts-streifen:	10 ml Johanniskraut-, Jojoba- oder Weizenkeimöl mit je 3 Tr. Limette, Lemongrass, Mandarine; oder: 10 ml Calendulaöl mit je 2 Tr. Lavendel, Geranium, Weihrauch, Myrrhe
Stiche (Wespen, Bienen, Mücken):	Lavendel oder Teebaum pur einreiben
Sonnenbrand:	10 ml Johanniskrautöl mit 3 Tr. Schafgarbe
Verdauungs-beschwerden:	10 ml Jojobaöl mit je 3 Tr. Anissamen, Fenchel, Koriander, Kümmel
Warzen:	mit Teebaum oder Thuja pur betupfen (mit Pflaster abdecken)
Zellulitis:	10 ml Jojobaöl mit je 2 Tr. Zypresse, Orange, Schafgarbe

Inhalation

Zur Beachtung:

Zur Inhalation verwenden Sie entweder einen Inhalator oder eine Schüssel heißes Wasser (eventuell auch leichter Tee, z. B. Kamillentee) und ein Handtuch, mit dem Sie Ihren Kopf über der Schüssel abdecken können, damit der Dampf nicht zu schnell zur Seite ausweicht. Empfehlenswert ist es, wenn Sie sich ein paar Taschentücher bereitlegen, da sehr viele Öle stark schleimlösend wirken. Nehmen Sie jeweils nur einen, maximal jedoch nur zwei Tropfen des jeweiligen Öles in das heiße Wasser und halten Sie Ihren Kopf (mit Handtuch abgedeckt) für ca. 10–20 Minuten darüber. Atmen Sie über die Nase langsam und tief ein und aus.

Hinweis:
Kontrollieren Sie bitte bei jedem Rezept vor seiner Anwendung, ob im jeweiligen Fall die ätherischen Öle für Schwangere, Kinder oder Epileptiker geeignet sind!

Asthma:	1 Tr. Ysop, 1 Tr. Lavendel
Erkältung:	1 Tr. Eukalyptus oder Cajeput
Halsentzündung:	1 Tr. Thymian

Kompressen/Wickel

Zur Beachtung:
Für diesen Zweck werden die ätherischen Öle (5–10 Tropfen auf 1 Liter) mit einem Emulgator (wie bei »Bäder« beschrieben) in einer kleinen Schüssel Wasser aufgelöst, die Tücher oder Wickel werden eingetaucht, ausgewrungen und auf die zu behandelnden Stellen aufgelegt oder darumgewickelt. Alle angegebenen Mengen in Tropfen sind Durchschnittsmengen, die Sie nach Ihren eigenen Erfahrungen und Bedürfnissen anpassen können.

Hinweis:
Arbeiten Sie bei akuten Entzündungen niemals mit Wickeln oder Kompressen! Und denken Sie daran, bei jedem Rezept vorher zu kontrollieren, ob im jeweiligen Anwendungsfall die ätherischen Öle für Schwangere, Kinder oder Epileptiker geeignet sind!

Fieber (hohes):	5 Tr. Pfefferminze (kalte Kompresse – nicht bei Kindern unter 6 J.); oder: je 3 Tr. Lavendel, Melisse, Zitrone (kalte Kompresse)
Gallenkoliken:	10 Tr. Basilikum, 5 Tr. Kreuzkümmel (warme Kompresse)
Hautreizungen (allergisch):	je 5 Tr. Melisse, Lavendel (warme Kompresse)
hautstraffend (Gesicht):	5 Tr. Myrrhe (warme Kompresse als Gesichtsmaske)
Kopfschmerzen (Kater):	4 Tr. Geranie, 1 Tr. Zitrone (kalte Kompresse auf die Stirn)
Koliken:	je 2 Tr. Rosmarin, Basilikum, Fenchel (warme Kompresse)
Leberwickel:	je 3 Tr. Galbanum, Karotte, Rosmarin (warme Kompresse)
Magendarmkoliken:	je 3 Tr. Basilikum; Fenchel; Kamille, römisch (warme Kompresse)
Magen-Darm-Probleme:	10 Tr. Basilikum (warme Kompresse)
Menstruations-krämpfe:	je 3 Tr. Muskatellersalbei, Majoran (warme Kompresse)
Muskelkrämpfe:	je 2 Tr. Rosmarin; Kamille, römisch; Sandelholz (warme Kompresse)
Nervosität/Stress:	4 Tr. Lavendel, 1 Tr. Melisse (kalte Kompresse auf die Stirn)

Prellungen/	
Quetschungen:	je 2 Tr. Lavendel, Fenchel (kalte Kompresse)
Wundheilung:	je 7 Tr Elemi, Lavendel (warme Kompresse)

Saunaaufguss

Zur Beachtung:

Viele ätherische Öle sind leicht entflammbar und dürfen deshalb beim Saunaaufguss nie direkt auf die heißen Steine gegossen werden. Geben Sie auf eine Kelle Wasser jeweils ca. 5–10 Tr. der Öle, mit denen Sie saunieren möchten.

aufbauend,	
regenerierend:	je 7 Tr. Fichtennadel, Pfefferminze, Mandarine
Erkältung:	je 2 Tr. Pfefferminze, Eukalyptus,
	je 4 Tr. Kiefernadel, Thymian, Rosmarin,
	Kampfer
stärkend:	je 5 Tr. Eisenkraut, Myrte, 2 Tr. Lemongrass,
	8 Tr. Zirbelkiefer

Einnahme

Zur Beachtung:

Nur in den wenigsten Fällen dürfen ätherische Öle eingenommen werden. Dies sollte auch nur unter Anleitung eines Fachkundigen (Arzt, Heilpraktiker oder Aromatherapeut) erfolgen. In den meisten Fällen reicht eine der vorweggenommenen Methoden, um das gewünschte Ergebnis zu erzielen. In den wenigen Ausnahmefällen, in denen eine Einnahme erfolgen darf, werden die Öle auf einem Stück Würfelzucker, Brot oder mit einem Esslöffel Honig eingenommen. Die Dosierung sollte nie mehr als 1–2 Tropfen 2–3mal täglich überschreiten. Eine weitere Möglichkeit der Einnahme ist die Verdünnung über Weingeist (als Emulgator) und danach eine weitere Verdünnung mit einem Glas Wasser. Auch hier sollte die genannte Tropfenanzahl nicht überschritten werden.

Register

Geordnet nach Indikationen, Symptomen und Wirkungen

Zur Beachtung:

Diese Auflistung dient als Nachschlagehilfe zur Wirkung und zu den Einsatzmöglichkeiten der ätherischen Öle. Der Einsatz der Öle sollte nicht willkürlich und im Krankheitsfalle nicht ohne Absprache mit Ihrem Arzt oder Therapeuten erfolgen. Dieser kann über Einsatz, Dosis und Dauer fachkundig entscheiden.

Aufgrund der enormen Menge von Einsatzmöglichkeiten und Erfahrungswerten aus vergangenen Anwendungen und Forschungen ist es unmöglich, eine vollständige Liste zu erstellen. Mehr dazu auch in den zuvor dargelegten Vorschlägen zur Anwendung.

A

abführend

Balsamtanne; Bergamotte; Fenchel, süß; Ginster; Guajakholz; Ingwer; Iris; Kurkuma; Mairose; Majoran; Mandarine; Muskateller-Salbei; Narde; Petersilie; Pfeffer; Rose; Salbei; Veilchen; Zirbelkiefer

Abszesse

Bergamotte; Galbanum; Immortelle; Kamille, blau; Kamille, römisch; Kamille, wild; Lavandin; Lavendel, extra; Lavendel, fein; Manuka; Patschuli; Spiklavendel; Teebaum; Thymian; Wacholderbeere; Wacholderholz

abtreibend

Wurmkraut

abwehrstärkend

Angelikawurzel; Bay; Eisenkraut; Estragon; Fichtennadel; Kiefernnadel; Lariciokiefer; Latschenkiefer; Ledum; Lemongrass; Mandarine; Manuka; Mistel; Myrte; Niaouli; Pfefferminze; Rosenholz; Salbei; Teebaum; Thymian; Weißtanne; Zeder (Atlas; Libanon)

adstringierend

(= entzündungshemmend, blutstillend, zusammenziehend) Alant; Benzoe; Bohnenkraut; Cassia; Douglasfichte; Fichtennadel; Grapefruit; Hemlocktanne; Hopfen; Immortelle; Karottensamen; Krauseminze; Kümmel; Lavendelsalbei; Lemongrass; Mairose; Mastix; Muskateller-Salbei; Myrrhe; Myrte; Nana-Minze; Patschuli; Petersilie; Pfefferminze; Rose; Rosengeranie; Rosmarin; Salbei; Sandelholz; Schafgarbe; Spearmint; Thymian; Wacholderbeere; Wacholderholz; Weihrauch; Wintergrün; Ysop; Zimtblatt; Zimtrinde; Zitrone; Zypresse

Äderchen, geplatzte

Rosengeranie; Veilchen

Ärger (mildernd)

Kamille, römisch; Kamille, wild

Aggressionen (mildernd)

Amber; Cananga; Clementine; Koriander; Mandarine; Perubalsam; Tolu; Zeder (Atlas; Libanon)

Aids

Knoblauchzwiebel; Sandelholz

Akne

Amber; Bergamotte; Cajeput; Cistrose; Eisenkraut; Eukalyptus citriodora; Galbanum; Grapefruit; Indian Lime; Immortelle; Jasmin; Kampfer; Kamille, römisch; Kamille, wild; Krauseminze; Lavandin; Lavendel, extra; Lavendel, fein; Lavendelsalbei; Lemongrass; Limette; Linaloe; Litsea; Lorbeerblätter; Majoran; Mandarine; Manuka; Muskateller-Salbei; Myrte; Nana-Minze; Nelke; Niaouli; Oregano; Palmarosa; Patschuli; Pfefferminze; Rosenholz; Sandelholz; Schafgarbe; Spearmint; Spiklavendel; Teebaum; Thymian; Veilchen; Verbene; Vetiver; Wacholderbeere; Wacholderholz; Ylang-Ylang; Zeder (Atlas; Libanon); Zeder (Texas; Virginia); Zitrone

Allergien

Estragon; Immortelle; Kamille, blau; Kamille, römisch; Kamille, wild; Lavandin; Lavendel, extra; Lavendel, fein; Manuka; Melisse; Myrte; Narde; Palmarosa; Spiklavendel

Allgemeinzustand, geschwächt

Beifuß

Albträume

Kamille, römisch; Kamille, wild; Lavandin; Lavendel, extra; Lavendel, fein; Linaloe; Melisse; Schafgarbe; Spiklavendel; Vanille; Weißtanne

amöbenvernichtend

Knoblauchzwiebel

Amöbenruhr

Zimtblatt; Zimtrinde

Anämie

Angelikawurzel; Beifuß; Cassia; Hyazinthe; Indian Lime; Kalmus; Kamille, blau; Kamille, römisch; Kamille, wild; Karottensamen; Knoblauchzwiebel; Lavandin; Lavendel, extra; Lavendel, fein; Liebstöckel; Limette; Pfeffer; Rosmarin; Schinus molle; Thymian; Vetiver; Zitrone

Angina
Brennessel; Eichenmoos; Spiklavendel

Angst, lösend
Amber; Angelikawurzel; Asant; Baldrian; Basilikum; Birke; Cananga; Clementine; Douglasfichte; Estragon; Fenchel, süß; Fichtennadel; Ginster; Grapefruit; Hemlocktanne; Hon-Scho-Öl; Iris; Jasmin; Kamille, römisch; Kamille, wild; Lariciokiefer; Latschenkiefer; Lavandin; Lavendel, extra; Lavendel, fein; Linaloe; Lorbeerblätter; Majoran; Mastix; Melisse; Mimose; Muskateller-Salbei; Myrte; Neroli; Niaouli; Orange; Patschuli; Petitgrain; Pfeffer; Ravensara; Rosengeranie; Sandelholz; Spiklavendel; Styrax; Thymian; Vanille; Verbene; Wacholderbeere; Wacholderholz; Weihrauch; Ylang-Ylang; Ysop; Zeder (Atlas; Libanon); Zimtblatt; Zimtrinde; Zitronenverbene

Angstgefühl bei Kindern
Clementine; Mandarine; Orange

anregend
(stimulierend) Anissamen; Bay; Bergamotte; Bergamottminze; Copaiva; Eukalyptus; Heu; Himalajatanne; Immortelle; Ingwer; Kakaoextrakt; Kalmus; Kampfer; Koriander; Krauseminze; Kreuzkümmel; Kümmel; Kurkuma; Lavandin; Lavendel, extra; Lavendel, fein; Lavendelsalbei; Mate; Mastix; Minze; Muskatnuss; Nana-Minze; Narde; Niaouli; Patschuli; Perubalsam; Piment; Salbei; Schinus molle; Senf; Spearmint; Spiklavendel; Styrax; Tolu; Tulsi; Weißtanne; Wiesenkönigin; Wintergrün; Wurmkraut

Ansteckungsvorsorge
Angelikawurzel

antiallergisch
(gegen Allergien) Estragon; Immortelle; Kamille, blau; Kamille, römisch; Kamille, wild; Lavandin; Lavendel, extra; Lavendel, fein; Manuka; Melisse; Myrte; Narde; Palmarosa; Spiklavendel

antibakteriell
(gegen Bakterien) Alant; Baldrian; Basilikum; Cajeput; Bitterorange; Blutorange; Bohnenkraut; Copaiva; Costuswurzel; Dill; Eisenkraut; Estragon; Eukalyptus citriodora; Eichenmoos; Fenchel, süß; Grapefruit; Ho-Blätter; Hopfen; Indian Lime; Immortelle; Ingwer; Kalmus; Kampfer; Kamille, blau; Kamille, römisch; Kamille, wild; Kardamom; Kiefernnadel; Knoblauchzwiebel; Koriander; Kreuzkümmel; Kurkuma; Lemongrass; Limette; Linaloe; Litsea; Lorbeerblätter; Mairose; Manuka; Majoran; Melisse; Melisse, indisch; Muskateller-Salbei; Narde; Neroli; Niaouli; Orange; Oregano; Palmarosa; Patschuli; Pfeffer; Pfefferminze; Ravensara; Rose; Rosenholz; Sandelholz; Schinus molle; Styrax; Tagetes; Teebaum; Thymian; Ysop; Zitrone; Zwiebel

antibiotisch
(Vernichtet Bakterien oder verhindert deren Vermehrung.) Knoblauchzwiebel; Nelke

antidepressiv
(gegen Depressionen, depressionsmildernd) Akazienblüte; Alant; Anissamen; Balsamtanne; Basilikum; Benzoe; Bergamotte; Cananga; Citronella; Cistrose; Douglasfichte; Fichtennadel; Grapefruit; Hon-Scho-Öl; Jasmin; Kampfer; Kamille, blau; Kamille, wild; Lärche; Lavandin; Lavendel, extra; Lavendel, fein; Lemongrass; Limette; Linaloe; Litsea; Lorbeerblätter; Mairose; Majoran; Mandarine; Melisse; Melisse, indisch; Mimose; Moschuskern; Muskateller; Salbei; Muskatnuss; Neroli; Niaouli; Orange; Patschuli; Palmarosa; Perubalsam; Petitgrain; Quendel; Rose; Rosengeranie; Rosenholz; Rosmarin;

Sandelholz; Schafgarbe; Sellerie; Spiklavendel; Styrax; Thymian; Tulsi; Vanille; Verbene; Vetiver; Ylang-Ylang; Zeder (Atlas; Libanon); Zeder (Texas; Virginia); Zirbelkiefer; Zitrone

antidiarrhoeisch

(gegen krankhaften Durchfall) Zimtblatt; Zimtrinde

antimikrobiell

(gegen Mikroben) Cajeput; Cassia; Douglasfichte; Fenchel, süß; Fichtennadel; Galbanum; Hemlocktanne; Hopfen; Immortelle; Kiefernnadel; Knoblauchzwiebel; Kümmel; Lariciokiefer; Latschenkiefer; Lavandin; Lavendel, extra; Lavendel, fein; Lavendelsalbei; Ledum; Lemongrass; Liebstöckel; Mastix; Meerkiefer; Minze; Muskateller-Salbei; Petersilie; Pfeffer; Pfefferminze; Rosenholz; Rosmarin; Salbei; Senf; Spiklavendel; Styrax; Thymian; Zimtblatt; Zimtrinde; Zitrone; Zwiebel

antineuralgisch

(gegen Nervenschmerzen) Cajeput; Kamille, wild; Douglasfichte; Fenchel, süß; Fichtennadel; Hemlocktanne; Hopfen; Kamille, blau; Koriander; Mastix

antirheumatisch

(gegen Rheuma, jedoch auch gegen deren Begleiterscheinungen wie z. B. Schmerzen, Muskelschwäche o. Ä.) Angelikawurzel; Akazienblüte; Baldrian; Birke; Brennnessel; Cajeput; Douglasfichte; Eisenkraut; Estragon; Eukalyptus; Fenchel, süß; Fichtennadel; Galbanum; Guajakholz; Hemlocktanne; Indian Lime; Immortelle; Ingwer; Kampfer; Kamille, römisch; Kamille, wild; Karottensamen; Kiefernnadel; Knoblauchzwiebel; Koriander; Kreuzkümmel; Kurkuma; Lärche; Lariciokiefer; Latschenkiefer; Lavandin; Lavendel, extra; Lavendel, fein; Lavendelsalbei; Liebstöckel; Limette; Lorbeerblätter; Majoran; Manuka; Mastix; Meerkiefer; Muskatnuss; Myrrhe; Myrte; Nelke; Niaouli; Oregano; Perubalsam; Petersilie;

Pfeffer; Piment; Riesentanne; Rosmarin; Salbei; Schafgarbe; Schinus molle; Schopflavendel; Sellerie; Spiklavendel; Sumpfkiefer; Thymian; Veilchen; Vetiver; Wacholderbeere; Wacholderholz; Weißtanne; Wiesenkönigin; Wintergrün; Ysop; Zeder (Texas; Virginia); Zimtblatt; Zimtrinde; Zitrone; Zwiebel; Zypresse

antiseptisch

(keimtötend) Ajowan; Akazienblüte; Amber; Anissamen; Balsamtanne; Benzoe; Bergamotte; Bergamottminze; Birke; Bitterorange; Blutorange; Bohnenkraut; Buccoblätter; Cajeput; Cananga; Citronella; Cistrose; Costuswurzel; Douglasfichte; Eichenmoos; Eisenkraut; Elemi; Estragon; Eukalyptus; Fenchel, süß; Fichtennadel; Galbanum; Grapefruit; Guajakholz; Hemlocktanne; Himalajatanne; Hon-Scho-Öl; Hopfen; Hyazinthe; Indian Lime; Immortelle; Ingwer; Jasmin; Kalmus; Kampfer; Kamille, blau; Kamille, römisch; Kamille, wild; Kardamom; Karottensamen; Kiefernnadel; Knoblauchzwiebel; Krauseminze; Kreuzkümmel; Kümmel; Lärche; Lariciokiefer; Latschenkiefer; Lavandin; Lavendel, extra; Lavendel, fein; Lavendelsalbei; Ledum; Lemongrass; Liebstöckel; Limette; Lorbeerblätter; Majoran; Mandarine; Manuka; Mastix; Meerkiefer; Mimose; Minze; Muskateller-Salbei; Muskatnuss; Myrrhe; Myrte; Nana-Minze; Nelke; Neroli; Niaouli; Opopanax; Orange; Palmarosa; Patschuli; Perubalsam; Petersilie; Petitgrain; Pfeffer; Pfefferminze; Piment; Quendel; Ravensara; Riesentanne; Rose; Rosengeranie; Rosenholz; Rosmarin; Salbei; Sandelholz; Schafgarbe; Schinus molle; Schopflavendel; Sellerie; Spearmint; Spiklavendel; Styrax; Sumpfkiefer; Teebaum; Thymian; Tolu; Tulsi; Veilchen; Verbene; Vetiver; Wacholderbeere; Wacholderholz; Weihrauch; Weißtanne; Ylang-Ylang; Ysop; Zeder (Atlas; Libanon); Zeder (Texas; Virginia); Zimtblatt; Zimtrinde; Zirbelkiefer; Zitrone; Zitronenverbene; Zwiebel; Zypresse

antiskorbutisch
(gegen Skorbut = Vitamin-C-Mangel) Indian Lime; Ingwer; Kiefernnadel; Limette; Linaloe; Litsea; Zitrone

antitoxisch
(gegen Vergiftung, entgiftend) Angelikawurzel, Bergamotte; Eisenkraut; Fenchel, süß; Grapefruit; Knoblauchzwiebel; Koriander; Kreuzkümmel; Lavandin; Lavendel, extra; Lavendel, fein; Ledum; Lemongrass; Patschuli; Pfeffer; Pfefferminze; Santolin; Spiklavendel; Thymian; Wacholderbeere; Wacholderholz; Wiesenkönigin; Zitrone; Zitronenverbene

antiviral
(gegen Viren) Basilikum; Bergamotte; Cajeput; Citronella; Cistrose; Costuswurzel; Eisenkraut; Estragon; Eukalyptus; Eukalyptus citriodora; Indian Lime; Kampfer; Kardamom; Kiefernnadel; Lariciokiefer; Latschenkiefer; Lemongrass; Limette; Lorbeerblätter; Mairose; Majoran; Melisse; Melisse, indisch; Nelke; Niaouli; Patschuli; Pfeffer; Ravensara; Schinus molle; Teebaum; Ysop

antituberkulös
(gegen Tuberkulose) Eukalyptus; Knoblauchzwiebel; Mairose; Manuka; Meerkiefer; Myrte; Quendel; Rose; Teebaum; Thymian

antitumorös
(gegen Tumore) Estragon; Jasmin; Knoblauchzwiebel; Mistel; Petersilie

Antriebslosigkeit/-schwäche
Balsamtanne; Bay; Birke; Eisenkraut; Grapefruit; Indian Lime; Jasmin; Kardamom; Koriander; Limette; Myrrhe; Niaouli; Rosmarin; Sellerie; Zirbelkiefer; Zitrone

Apathie
(Teilnahmslosigkeit) Cajeput; Jasmin; Piment; Quendel

aphrodisierend
(sinnlich-anregend) Bohnenkraut; Cananga; Cistrose; Hopfen; Ingwer; Jasmin; Kardamom; Koriander; Kreuzkümmel; Mairose; Moschuskern; Narzisse; Nelke; Neroli; Patschuli; Pfeffer; Rose; Rosenholz; Rosmarin; Sandelholz; Sellerie; Tuberose; Vetiver; Wacholderbeere; Wacholderholz; Zeder (Atlas; Libanon)

appetitanregend/Appetitlosigkeit
Angelikawurzel; Beifuß; Bergamotte; Cassia; Dill; Estragon; Fenchel, süß; Grapefruit; Indian Lime; Ingwer; Kakaoextrakt; Kalmus; Kardamom; Karottensamen; Koriander; Kreuzkümmel; Kümmel; Kurkuma; Liebstöckel; Limette; Lorbeerblätter; Mate; Mandarine; Muskatnuss; Orange; Oregano; Palmarosa; Petersilie; Pfeffer; Pfefferminze; Schinus molle; Sellerie; Senf; Thymian; Vanille; Zimtblatt; Zimtrinde

Arbeitsunlust
Eukalyptus; Eukalyptus citriodora; Neroli; Zitrone

Arteriosklerose
(Arterienverschluß) Knoblauchzwiebel; Mistel; Rosmarin; Schafgarbe; Wacholderbeere; Wacholderholz; Zitrone

Arthritis
(Sammelbegriff für: Gliederkrankheiten, Gicht, Gelenkentzündung, Gelenkergüsse, entzündliche Veränderungen an den Gelenkflächen – Gicht alleine jedoch ist nur der Unterbegriff Arthritis urica und entsteht nur durch harnsaure Salze und erzeugt in den Gelenken sogenannte Gichtknoten, wobei es dadurch zu Deformierungen kommt) Benzoe; Birke; Cajeput; Eukalyptus; Guajakholz; Indian Lime; Ingwer; Kampfer; Kamille, römisch; Kamille, wild; Karottensamen; Kiefernnadel; Koriander; Kurkuma; Lavendelsalbei; Limette; Majoran; Manuka; Mastix; Muskatnuss; Myrrhe; Nelke; Niaouli; Petersilie; Pfeffer; Piment; Riesentanne; Schinus

molle; Sellerie; Sumpfkiefer; Thymian; Vetiver; Wintergrün; Zeder (Texas; Virginia); Zitrone

Arthrose
→Gicht

Asthma
Alant; Anissamen; Asant; Benzoe; Costuswurzel; Douglasfichte; Estragon; Eukalyptus; Fenchel, süß; Fichtennadel; Galbanum; Hemlocktanne; Hopfen; Indian Lime; Immortelle; Ingwer; Kampfer; Kamille, blau; Kamille, römisch; Kamille, wild; Kardamom; Kiefernnadel; Krauseminze; Lärche; Lariciokiefer; Latschenkiefer; Lavandin; Lavendel, extra; Lavendel, fein; Lavendelsalbei; Limette; Lorbeerblätter; Mairose; Majoran; Manuka; Muskateller-Salbei; Myrrhe; Nana-Minze; Nelke; Niaouli; Opopanax; Oregano; Perubalsam; Pfefferminze; Rose; Rosmarin; Salbei; Sandelholz; Spearmint; Spiklavendel; Sumpfkiefer; Teebaum; Thymian; Tolu; Wacholderbeere; Wacholderholz; Weihrauch; Ysop; Zirbelkiefer; Zitrone; Zypresse

Asthma, spastisches
Baldrian; Balsamtanne; Cajeput; Douglasfichte

Asthmaanfälle
Bohnenkraut; Eukalyptus; Fichtennadel

Atembeschwerden/Atemschwäche
Basilikum; Douglasfichte; Fichtennadel; Hemlocktanne; Hon-Scho-Öl; Ingwer; Kiefernnadel; Lariciokiefer; Lorbeerblätter; Weihrauch; Weißtanne; Zimtblatt; Zimtrinde

Atemfrequenz (herabsetzend)
Ylang-Ylang

Atemnot mit Sauerstoffmangel
Lorbeerblätter

Atemvertiefung/atmungsfördernd
Fenchel, süß; Fichtennadel; Ingwer; Kiefernnadel; Lärche; Lariciokiefer; Latschenkiefer; Lorbeerblätter; Weihrauch; Weißtanne

Atemwegserkrankungen
Alant; Angelikawurzel; Anissamen; Asant; Balsamtanne; Basilikum; Bay; Benzoe; Bitterorange; Blutorange; Bohnenkraut; Cajeput; Copaiva; Costuswurzel; Dill; Douglasfichte; Eichenmoos; Elemi; Eukalyptus; Fichtennadel; Galbanum; Guajakholz; Hemlocktanne; Himalajatanne; Hon-Scho-Öl; Hopfen; Indian Lime; Immortelle; Iris; Kampfer; Kamille, blau; Kiefernnadel; Krauseminze; Kümmel; Lärche; Lariciokiefer; Latschenkiefer; Lavandin; Lavendel, extra; Lavendel, fein; Limette; Majoran; Mastix; Meerkiefer; Melisse; Muskateller-Salbei; Myrrhe; Myrte; Nana-Minze; Nelke; Neroli; Niaouli; Opopanax; Oregano; Perubalsam; Pfefferminze; Piment; Quendel; Ravensara; Riesentanne; Rosmarin; Salbei; Spearmint; Spiklavendel; Styrax; Sumpfkiefer; Teebaum; Thymian; Tolu; Veilchen; Wacholderbeere; Wacholderholz; Weihrauch; Weißtanne; Ysop; Zeder (Atlas; Libanon); Zeder (Texas; Virginia); Zirbelkiefer; Zitrone; Zypresse

aufbauend/aufmunternd/ aufhellend
Angelikawurzel; Balsamtanne; Cistrose; Clementine; Indian Lime; Lavandin; Lavendel, extra; Lavendel, fein; Limette; Mandarine; Manuka; Mastix; Orange; Rosengeranie; Schopflavendel; Spiklavendel; Vetiver; Weißtanne; Zeder (Atlas; Libanon); Zirbelkiefer; Zitrone

Auffassungsgabe (stärkend)
Benzoe

Augenentzündung
Muskateller-Salbei; Quendel

Augenflimmern
Ingwer

Augenschwäche
Fenchel, süß

Augentrübung
Rosmarin

Aura (reinigend/stärkend)
Myrte; Neroli; Rose; Styrax

Aura (Löcher darin schließend)
Iris

Ausdauer (fördernd)
Angelikawurzel; Balsamtanne; Lariciokiefer; Latschenkiefer; Melisse; Zirbelkiefer; Riesentanne

ausgleichend/Ausgeglichenheit (fördernd)
Amber; Asant; Bay; Champaca; Cistrose; Frangipani; Heu; Kakaoextrakt; Lavendelsalbei; Magnolienblüte; Mairose; Myrrhe; Myrte; Opopanax; Osmanthus; Rhododendron; Rosengeranie; Salbei; Schinus molle; Schopflavendel; Tagetes; Tulsi; Veilchen; Verbene

Ausschläge
Hopfen; Kamille, römisch; Kamille, wild; Karottensamen; Manuka; Perubalsam; Schafgarbe; Teebaum; Tolu; Zeder (Atlas; Libanon)

Ausstrahlung (stärkend)
Ylang-Ylang

auswurffördernd
Anissamen; Balsamtanne; Guajakholz; Ingwer; Myrte; Oregano; Quendel; Sandelholz; Styrax; Thymian; Zirbelkiefer

B

Bakterien (gegen)
→antibakteriell

Bakterienruhr
Hopfen; Knoblauchzwiebel

bakterizid
(bakterientötend) Alant; Baldrian; Basilikum; Cajeput; Bitterorange; Blutorange; Bohnenkraut; Copaiva; Costuswurzel; Dill; Eisenkraut; Estragon; Eukalyptus citriodora; Eichenmoos; Fenchel, süß; Grapefruit; Ho-Blätter; Hopfen; Indian Lime; Immortelle; Ingwer; Kalmus; Kampfer; Kamille, blau; Kamille, römisch; Kamille, wild; Kardamom; Kiefernnadel; Knoblauchzwiebel; Koriander; Kreuzkümmel; Kurkuma; Lemongrass; Limette; Linaloe; Litsea; Lorbeerblätter; Mairose; Manuka; Majoran; Melisse; Melisse, indisch; Muskateller-Salbei; Narde; Neroli; Niaouli; Orange; Oregano; Palmarosa; Patschuli; Pfeffer; Pfefferminze; Ravensara; Rose; Rosenholz; Sandelholz; Schinus molle; Styrax; Sumpfkiefer; Tagetes; Teebaum; Thymian; Ysop; Zitrone; Zwiebel

Bauchspeicheldrüsenerkrankungen
Basilikum; Eisenkraut; Immortelle; Koriander; Ledum; Vetiver; Wacholderbeere; Wacholderholz

Befangenheit, emotionale
Amber

befreiend
Iris

begeisternd/beglückend
(euphorisierend) Lorbeerblätter; Piment

Beine, offene
Schafgarbe

Beingeschwüre
Lavandin; Lavendel, extra; Lavendel, fein; Spiklavendel

Beklemmungen (Brustkorb)
Kampfer

Benommenheit
Kiefernnadel

beruhigend

Akazienblüte; Amber; Asant; Balsamtanne; Beifuß; Cananga; Davana; Galbanum; Ho-Blätter; Hopfen; Hyazinthe; Jasmin; Johanniskraut; Kakaoextrakt; Kalmus; Kamille, blau; Kamille, römisch; Kamille, wild; Karottensamen; Knoblauchzwiebel; Kümmel; Lavandin; Lavendel, extra; Lavendel, fein; Lorbeerblätter; Majoran; Melisse; Mistel; Moschuskern; Narde; Rose; Rosengeranie; Sandelholz; Schinus molle; Spiklavendel; Tolu; Vanille; Vetiver; Wacholderbeere; Wacholderholz; Weihrauch; Ylang-Ylang; Ysop; Zeder (Atlas; Libanon); Zirbelkiefer; Zwiebel

betäubend, örtlich

Krauseminze; Nana-Minze; Piment; Spearmint

bewusstseinserweiternd

Schafgarbe

Bindegewebe (entschlackend)

Weißtanne

Bindegewebe, schwaches (stärkend)

Eisenkraut; Grapefruit; Ho-Blätter; Indian Lime; Lemongrass; Limette; Zitrone

Bindehautentzündung

Rose

Blähungen (mindernd)

Ajowan; Angelikawurzel; Anissamen; Asant; Baldrian; Basilikum; Beifuß; Benzoe; Bergamotte; Bitterorange; Blutorange; Bohnenkraut; Buccoblätter; Cajeput; Cassia; Costuswurzel; Dill; Estragon; Fenchel, süß; Galbanum; Hopfen; Indian Lime; Ingwer; Jasmin; Kamille, blau; Kamille, römisch; Kamille, wild; Kardamom; Karottensamen; Knoblauchzwiebel; Koriander; Krauseminze; Kreuzkümmel; Kümmel; Lavandin; Lavendel, extra; Lavendel, fein; Lavendelsalbei; Lemongrass; Liebstöckel; Limette; Lorbeerblätter; Majoran; Mandarine; Melisse;

Melisse, indisch; Minze; Moschuskern; Muskateller-Salbei; Muskatnuss; Myrrhe; Nana-Minze; Nelke; Neroli; Opopanax; Orange; Oregano; Patschuli; Petersilie; Petitgrain; Pfeffer; Pfefferminze; Piment; Rosmarin; Sandelholz; Schafgarbe; Schinus molle; Schwarzkümmel; Sellerie; Spearmint; Spiklavendel; Thymian; Tulsi; Verbene; Wacholderbeere; Wacholderholz; Weihrauch; Weißtanne; Wintergrün; Wurmkraut; Ysop; Zimtblatt; Zimtrinde; Zitrone; Zitronenverbene; Zwiebel

Blähungskoliken

Asant

Blasenentzündung/-leiden

Balsamtanne; Bergamotte; Birke; Cajeput; Cistrose; Copaiva; Eukalyptus; Grapefruit; Kamille, blau; Kiefernnadel; Knoblauchzwiebel; Lariciokiefer; Latschenkiefer; Lavandin; Lavendel, extra; Lavendel, fein; Liebstöckel; Lorbeerblätter; Manuka; Mastix; Myrte; Niaouli; Orange; Petersilie; Sandelholz; Schafgarbe; Sellerie; Spiklavendel; Teebaum; Thymian; Wacholderbeere; Wacholderholz; Weihrauch; Wiesenkönigin; Zeder (Atlas; Libanon); Zeder (Texas; Virginia); Zirbelkiefer

Blasenschwäche

Bergamotte; Quendel

blaue Flecken

Fenchel, süß; Johanniskraut; Ysop

Blockaden, seelische (lösend)

Cistrose; Iris; Narde; Nelke

blutbildend (bei Blutarmut)

Angelikawurzel; Beifuß; Cassia; Hyazinthe; Indian Lime; Kalmus; Kamille, blau; Kamille, römisch; Kamille, wild; Karottensamen; Knoblauchzwiebel; Lavandin; Lavendel, extra; Lavendel, fein; Liebstöckel; Limette; Pfeffer; Rosmarin; Schinus molle; Thymian; Vetiver; Zitrone

Blutdruck (ausgleichend/regulierend)
Eisenkraut; Kamille, römisch; Kamille, wild; Mistel; Vetiver; Ysop

Blutdruck, zu niedriger (steigernd)
Bay; Kalmus; Kampfer; Kiefernnadel; Melisse; Muskatnuss; Quendel; Rosmarin; Salbei; Wacholderbeere; Wacholderholz

Blutdruck, zu hoch (senkend)
Alant; Asant; Baldrian; Bitterorange; Blutorange; Cananga; Costuswurzel; Dill; Galbanum; Hopfen; Indian Lime; Kalmus; Knoblauchzwiebel; Lavandin; Lavendel, extra; Lavendel, fein; Lavendelsalbei; Limette; Litsea; Lorbeerblätter; Majoran; Mastix; Mistel; Muskateller-Salbei; Narde; Orange; Palmarosa; Perubalsam; Petersilie; Schafgarbe; Spiklavendel; Wintergrün; Ylang-Ylang; Zitrone; Zwiebel

Blutergüsse
Cistrose; Immortelle; Johanniskraut; Ledum; Lemongrass; Majoran; Melisse; Verbene; Ysop

blutgerinnungshemmend
Immortelle; Lorbeerblätter

blutreinigend
Angelikawurzel; Birke; Brennnessel; Eukalyptus; Fenchel, süß; Grapefruit; Immortelle; Iris; Karottensamen; Knoblauchzwiebel; Koriander; Kreuzkümmel; Liebstöckel; Mairose; Melisse, indisch; Mimose; Petersilie; Rose; Sellerie; Wacholderbeere; Wacholderholz; Zitrone

blutstillend
Benzoe; Brennnessel; Cassia; Ginster; Lavendelsalbei; Mairose; Meerkiefer; Myrrhe; Rose; Rosengeranie; Schafgarbe; Weihrauch; Zimtblatt; Zimtrinde; Zitrone; Zypresse

Blutzuckerspiegel (senkend)
Bohnenkraut; Brennnessel; Eukalyptus; Knoblauchzwiebel

Bodenständigkeit, größere
Lariciokiefer; Latschenkiefer

Brandwunden
Balsamtanne; Eukalyptus; Immortelle; Johanniskraut; Kamille, römisch; Kamille, wild; Lavandin; Lavendel, extra; Lavendel, fein; Nelke; Niaouli; Palmarosa; Patschuli; Rosengeranie; Spiklavendel; Teebaum; Thymian; Zirbelkiefer

Brust (Stauungen)
Rosengeranie

Bruststraffung
Fenchel, süß

Brustvergrößerung
Fenchel, süß

Bronchien (entspannend)
Akazienblüte; Johanniskraut

Bronchien (öffnend)
Eukalyptus citriodora; Hon-Scho-Öl; Hopfen; Meerkiefer; Salbei; Weißtanne

Bronchitis
Alant; Angelikawurzel; Anissamen; Asant; Balsamtanne; Basilikum; Bay; Benzoe; Bitterorange; Blutorange; Bohnenkraut; Cajeput; Copaiva; Costuswurzel; Dill; Douglasfichte; Eichenmoos; Elemi; Eukalyptus; Fichtennadel; Galbanum; Guajakholz; Hemlocktanne; Himalajatanne; Hon-Scho-Öl; Hopfen; Indian Lime; Immortelle; Iris; Kampfer; Kamille, blau; Kiefernnadel; Krauseminze; Kümmel; Lärche; Lariciokiefer; Latschenkiefer; Lavandin; Lavendel, extra; Lavendel, fein; Limette; Majoran; Mastix; Meerkiefer; Melisse; Muskateller-Salbei; Myrrhe; Myrte; Nana-Minze; Nelke; Neroli; Niaouli; Opopanax; Oregano; Perubalsam; Pfefferminze; Piment; Quendel; Ravensara; Riesentanne; Rosmarin; Salbei; Spearmint; Spiklavendel; Styrax; Sumpfkiefer; Teebaum; Thymian; Tolu; Veilchen;

Wacholderbeere; Wacholderholz; Weihrauch; Weißtanne; Ysop; Zeder (Atlas; Libanon); Zeder (Texas; Virginia); Zirbelkiefer; Zitrone; Zypresse

Bronchitis, asthmatische
Iris; Rose

Bronchitis, chronische
Anissamen; Iris; Knoblauchzwiebel; Sandelholz

C

Candida albicans (Scheidenpilz)
Manuka; Tagetes

Cholera
Ajowan; Baldrian; Costuswurzel; Eukalyptus; Pfeffer

Choleriker
(jähzorniger Mensch) Clementine; Linaloe; Mandarine

cholesterinsenkend
(Cholesterin = Blutfett) Knoblauchzwiebel; Rosmarin; Zwiebel

D

Darmkrämpfe
Anissamen; Baldrian; Bohnenkraut; Estragon; Koriander; Kreuzkümmel; Kümmel; Lavandin; Lavendel, extra; Lavendel, fein; Narde

Darmparasiten
Bergamotte; Citronella; Estragon; Knoblauchzwiebel; Nelke; Niaouli; Thymian; Zwiebel

Darmprobleme/Darminfektionen
Basilikum; Beifuß; Bohnenkraut; Cassia; Copaiva; Eisenkraut; Indian Lime; Immortelle; Kalmus; Kamille, wild; Knoblauchzwiebel; Lemongrass; Limette; Majoran; Mandarine; Melisse; Muskatnuss; Myrte; Narde; Nelke; Niaouli; Palmarosa; Quendel; Rosengeranie; Schafgarbe; Verbene;

Wacholderbeere; Wacholderholz; Zimtblatt; Zimtrinde; Zitrone

Darmschwäche
Narde; Petersilie

Darmträgheit
Palmarosa

Darmverstimmung
Amber; Bergamotte; Neroli; Niaouli

Denkvermögen (stärkend)
Koriander; Minze

Depressionen (gegen), depressionsmildernd
→antidepressiv

Depressionen, kreislaufbedingte
Kampfer

desinfizierend/Desinfektion
Ajowan; Beifuß; Birke; Citronella; Copaiva; Eukalyptus citriodora; Fichtennadel; Guajakholz; Indian Lime; Johanniskraut; Kampfer; Kardamom; Kiefernnadel; Limette; Lorbeerblätter; Majoran; Myrrhe; Orange; Quendel; Ravensara; Sandelholz; Teebaum; Thymian; Wacholderbeere; Wacholderholz; Zeder (Atlas; Libanon)

desodorierend (Gerüche neutralisierend)
Benzoe; Bergamotte; Cassia; Citronella; Eukalyptus; Eukalyptus citriodora; Himalajatanne; Kardamom; Kiefernnadel; Lavandin; Lavendel, extra; Lavendel, fein; Lavendelsalbei; Lemongrass; Linaloe; Litsea; Lorbeerblätter; Muskateller-Salbei; Myrte; Narde; Patschuli; Petitgrain; Rosenholz; Spiklavendel; Weißtanne; Zypresse

Diabetes
Bohnenkraut; Eukalyptus; Immortelle; Nelke; Neroli; Palmarosa; Rosengeranie

Dickdarmentzündungen
Estragon; Lemongrass; Zimtblatt; Zimtrinde

Disharmonie
(Unausgeglichenheit) Anissamen

Drüsen (stärkend)/ Drüsenprobleme
Brennnessel; Karottensamen; Sellerie

Drüsenfieber
Myrrhe

Dünndarmentzündung
Cajeput

Dünnhäutigkeit
Neroli

Durchblutungsstörungen (durchblutungsfördernd)
Angelikawurzel; Bay; Beifuß; Benzoe; Bergamotte; Birke; Cajeput; Cassia; Cistrose; Douglasfichte; Estragon; Eukalyptus; Fichtennadel; Galbanum; Grapefruit; Hemlocktanne; Hon-Scho-Öl; Indian Lime; Immortelle; Ingwer; Kampfer; Kiefernnadel; Koriander; Kreuzkümmel; Kurkuma; Lärche; Lariciokiefer; Latschenkiefer; Lavandin; Lavendel, extra; Lavendel, fein; Lavendelsalbei; Lemongrass; Liebstöckel; Limette; Mairose; Majoran; Meerkiefer; Moschuskern; Muskatnuss; Myrrhe; Oregano; Pfeffer; Piment; Rose; Rosmarin; Schinus molle; Schopflavendel; Spiklavendel; Sumpfkiefer; Thymian; Veilchen; Vetiver; Weißtanne; Zeder (Atlas; Libanon); Zimtblatt; Zimtrinde; Zitrone; Zypresse

Durchfall
Baldrian; Bohnenkraut; Brennnessel; Cajeput, Cassia; Eukalyptus; Fenchel, süß; Ingwer; Iris; Kampfer; Kamille, blau; Koriander; Kreuzkümmel; Lemongrass; Mastix; Mimose; Muskatnuss; Myrte; Nelke; Opopanax; Pfeffer; Rosengeranie; Rosmarin; Sandelholz; Schinus molle; Styrax; Thymian; Wiesenkönigin; Zimtblatt; Zimtrinde

Durchfall, krankhaft (gegen)
→antidiarrhoeisch

Durchhaltevermögen (fördernd)
Angelikawurzel

E

Egoismus (gegen)
Sandelholz

Eierstockzysten
Zypresse

Einsamkeitsgefühle
Anissamen; Honig; Zimtblatt; Zimtrinde

Eiterflechte
Palmarosa; Patschuli

Ekzeme
Amber; Benzoe; Brennnessel; Cistrose; Immortelle; Jasmin; Kamille, blau; Kamille, römisch; Kamille, wild; Karottensamen; Lavandin; Lavendel, extra; Lavendel, fein; Majoran; Myrrhe; Oregano; Patschuli; Perubalsam; Rose; Rosengeranie; Rosmarin; Salbei; Schafgarbe; Spiklavendel; Teebaum; Thymian; Tolu; Veilchen; Verbene; Wacholderbeere; Wacholderholz; Weihrauch; Ysop; Zeder (Atlas; Libanon); Zeder (Texas; Virginia)

energetisierend
(mit Energie aufladend) Fichtennadel; Lavendelsalbei; Mairose; Manuka; Melisse

energiefördernd, körperlich
Alant; Balsamtanne; Bergamotte; Birke; Brennnessel; Buccoblätter; Cajeput; Copaiva; Costuswurzel; Douglasfichte; Elemi; Fenchel, süß; Fichtennadel; Galbanum; Grapefruit; Hemlocktanne; Himalajatanne; Indian Lime; Ingwer; Jasmin; Karottensamen; Lavandin; Lavendel, extra; Lavendel, fein; Lemongrass; Limette; Litsea; Majo-

ran; Mandarine; Meerkiefer; Muskateller-Salbei; Muskatnuss; Narde; Petitgrain; Piment; Riesentanne; Rosenholz; Salbei; Sandelholz; Schafgarbe; Teebaum; Vetiver; Wacholderbeere; Wacholderholz; Weihrauch; Weißtanne; Wurmkraut; Zeder (Atlas; Libanon); Zitrone; Zypresse

energiefördernd, seelisch
Balsamtanne; Estragon; Copaiva; Gartennelke; Ingwer; Himalajatanne; Kampfer; Karottensamen; Kiefernnadel; Koriander; Lariciokiefer; Latschenkiefer; Lorbeerblätter; Melisse; Myrrhe; Myrte; Niaouli; Oregano; Patschuli; Salbei; Schopflavendel; Schwarzkümmel; Teebaum; Thymian; Tulsi; Wacholderbeere; Wacholderholz; Weihrauch; Weißtanne; Wintergrün; Zimtblatt; Zimtrinde; Zirbelkiefer

Engegefühl
Lavandin; Lavendel, extra; Lavendel, fein

entgiftend
Bergamotte; Eisenkraut; Fenchel, süß; Grapefruit; Knoblauchzwiebel; Koriander; Kreuzkümmel; Lavandin; Lavendel, extra; Lavendel, fein; Ledum; Lemongrass; Patschuli; Pfeffer; Pfefferminze; Santolin; Spiklavendel; Thymian; Wacholderbeere; Wacholderholz; Wiesenkönigin; Zitrone; Zitronenverbene

entkrampfend, emotional
Baldrian; Cassia; Cistrose; Kakaoextrakt; Kampfer; Kamille, römisch; Kamille, wild; Karottensamen; Majoran; Opopanax; Ylang-Ylang

Entscheidungsschwäche
Angelikawurzel

entschlackend/Entschlackung
Bitterorange; Blutorange; Brennnessel; Orange; Sellerie; Wiesenkönigin

entspannend
Agarholz; Baldrian; Benzoe; Cistrose; Davana; Eichenmoos; Ho-Blätter; Hop-fen; Jasmin; Lärche; Linaloe; Muskateller-Salbei; Narde; Neroli; Opopanax; Orange; Tagetes; Vetiver

entstauend
Eukalyptus; Krauseminze; Nana-Minze; Spearmint; Veilchen

Enttäuschungen (unverarbeitete)
Cananga; Rose; Ylang-Ylang

entwässernd
Birke; Bitterorange; Blutorange; Fenchel, süß; Karottensamen; Lemongrass; Liebstöckel; Meerkiefer; Orange; Rose; Sellerie; Thymian; Wacholderbeere; Wacholderholz; Wiesenkönigin; Zypresse

entzündungshemmend/ Entzündungen
Alant; Amber; Benzoe; Beifuß; Birke; Bitterorange; Blutorange; Citronella; Cistrose; Copaiva; Eisenkraut; Elemi; Fenchel, süß; Fichtennadel; Galbanum; Guajakholz; Immortelle; Ingwer; Iris; Jasmin; Johanniskraut; Kampfer; Kamille, blau; Kamille, wild; Kurkuma; Lärche; Lariciokiefer; Latschenkiefer; Lavandin; Lavendel, extra; Lavendel, fein; Lavendelsalbei; Ledum; Linaloe; Mairose; Majoran; Manuka; Mimose; Muskateller-Salbei; Myrrhe; Myrte; Narde; Niaouli; Orange; Oregano; Palmarosa; Patschuli; Perubalsam; Pfefferminze; Quendel; Rose; Rosengeranie; Salbei; Sandelholz; Schafgarbe; Spiklavendel; Styrax; Teebaum; Veilchen; Weihrauch; Wiesenkönigin; Wintergrün; Wurmkraut; Ylang-Ylang; Zwiebel

Epilepsie
Baldrian; Beifuß; Lavandin; Lavendel, extra; Lavendel, fein; Meerkiefer; Narde; Spiklavendel

Erbrechen
Cajeput; Dill; Kamille, blau; Kardamom; Krauseminze; Lorbeerblätter; Melisse; Oregano; Pfefferminze; Sandelholz; Spearmint

Erbrechen (verhindernd)
Cassia; Kalmus; Muskatnuss; Nelke; Palmarosa; Patschuli

Erbrechen (verursachend)
Iris; Narzisse; Senf

erdend
Agarholz; Angelikawurzel; Balsamtanne; Birke; Immortelle; Lorbeerblätter; Patschuli; Vetiver; Zirbelkiefer

erfrischend
Eukalyptus; Hyazinthe; Indian Lime; Limette; Melisse, indisch; Minze; Nana-Minze; Spearmint; Zitrone

erheiternd
Akazienblüte; Clementine; Indian Lime; Lärche; Limette; Mandarine; Orange; Tonka; Ylang-Ylang; Zitrone

erhitzend
Asant

Erkältung
Benzoe; Bitterorange; Blutorange; Cajeput; Cassia; Citronella; Cistrose; Copaiva; Douglasfichte; Eukalyptus; Eukalyptus citriodora; Fenchel, süß; Fichtennadel; Hemlocktanne; Himalajatanne; Immortelle; Indian Lime; Ingwer; Johanniskraut; Kampfer; Kardamom; Kiefernnadel; Koriander; Krauseminze; Kümmel; Lariciokiefer; Latschenkiefer; Lavendelsalbei; Lemongrass; Limette; Lorbeerblätter; Majoran; Manuka; Mastix; Myrrhe; Nana-Minze; Nelke; Perubalsam; Pfeffer; Pfefferminze; Quendel; Ravensara; Riesentanne; Rosenholz; Salbei; Santolin; Schafgarbe; Schinus molle; Schopflavendel; Spearmint; Tagetes; Thymian; Wacholderbeere; Wacholderholz; Weihrauch; Weißtanne; Ysop; Zimtblatt; Zimtrinde; Zitrone; Zwiebel

Ernährungsstörungen bei Säuglingen
Fenchel, süß

erotisierend (sinnlich anregend)
Agarholz; Akazienblüte; Amber; Asant; Cassia; Cistrose; Eichenmoos; Indian Lime; Jasmin (bei Frauen); Koriander; Kreuzkümmel; Limette; Moschuskern; Narzisse; Neroli; Patschuli; Rose; Sandelholz; Sellerie; Tonka; Ylang-Ylang; Zimtblatt; Zimtrinde; Zitrone

Erschöpfung, körperlich
Krauseminze; Spearmint; Weißtanne

Erschöpfung, nervliche/ geistige/seelische
Akazienblüte; Asant; Basilikum; Bay; Beifuß; Cajeput; Citronella; Ingwer; Kiefernnadel; Koriander; Krauseminze; Kreuzkümmel; Lavendelsalbei; Lemongrass; Minze; Neroli; Palmarosa; Petitgrain; Pfefferminze; Piment; Rosengeranie; Spearmint; Veilchen; Weißtanne; Ysop; Zimtblatt; Zimtrinde

Erstarrung, geistig-seelische
Cassia; Citronella

euphorisierend
(begeisterungerzeugend) Benzoe; Champaca; Grapefruit; Magnolienblätter; Magnolienblüte; Mimose; Muskateller-Salbei; Sandelholz; Vetiver; Ylang-Ylang

F

Fadenpilzinfektionen
Kurkuma; Lavandin; Lavendel, extra; Lavendel, fein; Mastix; Pfefferminze; Spiklavendel; Styrax

Fantasie (anregend)
Agarholz; Cassia; Indian Lime; Limette; Narzisse; Sandelholz; Tuberose; Zitrone

fäulnishemmend
Bohnenkraut; Thymian; Zimtblatt; Zimtrinde

Falten
Galbanum; Indian Lime; Karottensamen;

Limette; Mairose; Muskateller-Salbei; Palmarosa; Patschuli; Rose; Rosenholz; Weihrauch; Zitrone

Fettleibigkeit
Fenchel, süß; Indian Lime; Limette; Orange; Wacholderbeere; Wacholderholz; Wiesenkönigin; Zitrone; Zwiebel

feuchtigkeitsspendend
Mimose; Ylang-Ylang

fiebersenkend/Fieber
Baldrian; Beifuß; Bergamotte; Bergamottminze; Birke; Cajeput; Citronella; Costuswurzel; Eisenkraut; Eukalyptus; Eukalyptus citriodora; Guajakholz; Himalajatanne; Indian Lime; Ingwer; Kalmus; Kampfer; Kamille, blau; Kamille, römisch; Kamille, wild; Kardamom; Knoblauchzwiebel; Krauseminze; Lavandin; Lavendel, extra; Lavendel, fein; Lavendelsalbei; Lemongrass; Liebstöckel; Limette; Lorbeerblätter; Melisse; Muskateller-Salbei; Nana-Minze; Narde; Nelke; Niaouli; Orange; Oregano; Palmarosa; Patschuli; Petersilie; Pfeffer; Pfefferminze; Riesentanne; Rose; Rosenholz; Salbei; Schafgarbe; Spearmint; Spiklavendel; Verbene; Weißtanne; Wurmkraut; Ysop; Zitrone; Zitronenverbene

Fieberausschläge
Lavandin; Lavendel, extra; Lavendel, fein; Spiklavendel

Flechten
Sandelholz; Teebaum

Flexibilität
Lorbeerblätter

Flöhe
Anissamen; Bergamotte; Lemongrass; Mastix; Teebaum

Flugangst
Angelikawurzel

Föhnbeschwerden
Krauseminze

Frigidität
(sexuelle Unempfänglichkeit) Akazienblüte; Anissamen; Bohnenkraut; Cistrose; Jasmin; Koriander; Mairose; Moschuskern; Muskatellersalbei; Muskatnuss; Patschuli; Rose; Rosenholz; Sandelholz; Tuberose; Ylang-Ylang; Zimtblatt; Zimtrinde

Frostbeulen
Kamille, blau; Kamille, römisch; Kamille, wild; Majoran; Schinus molle

Frustration
Citronella; Vanille

Furunkel
Galbanum; Indian Lime; Immortelle; Kamille, blau; Kamille, römisch; Kamille, wild; Knoblauchzwiebel; Lavandin; Lavendel, extra; Lavendel, fein; Limette; Mastix; Muskateller-Salbei; Niaouli; Quendel; Spiklavendel; Thymian; Wacholderbeere; Wacholderholz; Zitrone

Fußpilz
Citronella; Knoblauchzwiebel; Lavandin; Lavendel, extra; Lavendel, fein; Lemongrass; Manuka; Myrrhe; Nelke; Oregano; Patschuli; Spiklavendel; Teebaum

G

Gallenkoliken
Kreuzkümmel

Gallenleiden/Gallenbeschwerden/ Gallenblasenentzündung
Alant; Basilikum; Beifuß; Eisenkraut; Fenchel, süß; Grapefruit; Indian Lime; Immortelle; Kamille, blau; Krauseminze; Kümmel; Latschenkiefer; Lavandin; Lavendel, extra; Lavendel, fein; Limette; Litsea; Lorbeerblätter; Meerkiefer; Muskatnuss; Nana-Minze; Narde; Petersilie; Rose; Rosmarin; Spearmint; Spiklavendel; Zitrone

Gallensteine
Bergamotte; Eukalyptus; Knoblauchzwiebel; Mairose; Petersilie; Rosmarin

galletreibend/-anregend
Beifuß; Birke; Bitterorange; Blutorange; Eisenkraut; Fenchel, süß; Galbanum; Immortelle; Kamille, blau; Kamille, römisch; Kamille, wild; Kiefernnadel; Knoblauchzwiebel; Krauseminze; Kurkuma; Lavandin; Lavendel, extra; Lavendel, fein; Mairose; Nana-Minze; Orange; Pfefferminze; Rose; Rosmarin; Santolin; Sellerie; Spearmint; Spiklavendel; Verbene; Zitronenverbene

Gaumeninfektionen
Thymian

Gebärmutterstörungen
Jasmin; Mairose; Rose

Gebetsöl
Weihrauch

Geborgenheit (erzeugend)
Cassia; Fenchel, süß; Nelke

Geburt
Jasmin

Geburt (fördernd)
Eisenkraut; Jasmin; Nelke; Petersilie; Zimtblatt; Zimtrinde

gedächtnisstärkend/ Gedächtnisschwäche
Basilikum; Citronella; Koriander; Krauseminze; Minze; Nelke; Neroli; Oregano; Petersilie; Petitgrain; Pfefferminze; Rosmarin; Sandelholz

gedankenklärend/-vertiefend
Lariciokiefer; Latschenkiefer; Opopanax; Weihrauch

gefäßerweiternd
Karottensamen; Lemongrass; Majoran; Wintergrün

gefäßreinigend
Zypresse

gefäßstärkend
Lemongrass

gefäßverengend
Ginster; Pfefferminze

Gefühle, verletzte
Cananga; Ingwer

Gefühlskälte (mindernd)
Honig; Ingwer; Mimose; Moschuskern; Vanille; Zimtblatt; Zimtrinde

Gefühlsschwankungen
Bergamotte; Kamille, blau

Gehirn (anregend)
Asant; Basilikum; Muskatnuss

geistige Fähigkeiten (stärkend)
Benzoe; Bergamotte

Gelassenheit
Melisse; Myrte; Narde; Tonka; Weihrauch

Gelbsucht
Kamille, römisch; Kamille, wild; Lavendelsalbei; Oregano; Rosengeranie; Rosmarin; Sellerie

Gelenkbeweglichkeit
Estragon; Lorbeerblätter; Piment

Gelenkentzündung
Kamille, römisch; Kamille, wild

Gelenkprobleme
Kreuzkümmel; Lärche; Mandarine; Piment; Schwarzkümmel

Gelenkschmerzen
Beifuß; Koriander; Lariciokiefer; Latschenkiefer; Litsea; Lorbeerblätter; Majoran; Myrte; Niaouli; Oregano; Petersilie; Piment

Gemütsanregung
Hyazinthe

Gemütserregung
Eukalyptus; Eukalyptus citriodora

Genitalinfekte
(Infektionen der Geschlechtsteile) Palmarosa

Gereiztheit
Petitgrain

Geschlechtskrankheiten
Guajakholz

Geschwüre
Benzoe; Birke; Cistrose; Elemi; Eukalyptus; Hopfen; Johanniskraut; Knoblauchzwiebel; Muskateller-Salbei; Myrrhe; Nelke; Niaouli; Rose; Rosengeranie; Weihrauch; Zeder (Atlas; Libanon)

Gewebedurchblutung (verbessernd)
Lariciokiefer; Latschenkiefer

gewebestärkend
Orange; Rosengeranie; Rosenholz

Gicht
Benzoe; Birke; Brennnessel; Cajeput; Douglasfichte; Fichtennadel; Guajakholz; Hemlocktanne; Karottensamen; Kiefernnadel; Knoblauchzwiebel; Koriander; Lariciokiefer; Latschenkiefer; Liebstöckel; Lorbeerblätter; Majoran; Mastix; Mistel; Muskatnuss; Schafgarbe; Wacholderbeere; Wacholderholz; Weihrauch; Wiesenkönigin; Wintergrün; Zwiebel

Giftneutralisation/-ausscheidung
Bergamotte; Eisenkraut; Estragon; Fenchel, süß; Grapefruit; Knoblauchzwiebel; Koriander; Kreuzkümmel; Lavandin; Lavendel, extra; Lavendel, fein; Ledum; Lemongrass; Patschuli; Pfeffer; Pfefferminze; Santolin; Spiklavendel; Thymian; Wacholderbeere; Wacholderholz; Wiesenkönigin; Zitrone; Zitronenverbene

Gleichgewicht, inneres (steigernd)
Fichtennadel; Kamille, römisch; Kamille, wild; Kümmel; Verbene

Gleichgültigkeit
Jasmin; Piment

Gliederschmerzen
Beifuß; Majoran

Gliederschmerzen, rheumatische
Baldrian

Gonorrhoe
Zeder (Atlas; Libanon)

Grauer Star
Ingwer

Grippe/grippale Infekte
Angelikawurzel; Bay; Bergamotte; Cajeput; Citronella; Douglasfichte; Eisenkraut; Estragon; Eukalyptus; Fichtennadel; Grapefruit; Guajakholz; Hemlocktanne; Himalajatanne; Indian Lime; Ingwer; Kampfer; Kiefernnadel; Koriander; Krauseminze; Lavandin; Lavendel, extra; Lavendel, fein; Lavendelsalbei; Limette; Lorbeerblätter; Manuka; Muskateller-Salbei; Muskatnuss; Niaouli; Oregano; Pfeffer; Pfefferminze; Quendel; Ravensara; Riesentanne; Rosmarin; Schafgarbe; Schinus molle; Spearmint; Spiklavendel; Thymian; Wacholderbeere; Wacholderholz; Weihrauch; Weißtanne; Ysop; Zimtblatt; Zimtrinde; Zitrone; Zwiebel; Zypresse

Gürtelrose
Koriander; Manuka; Melisse; Niaouli; Pfefferminze; Ravensara; Wintergrün

H
Haar, fettiges
Zeder (Texas; Virginia)

Haarausfall
Birke; Cajeput; Kamille, blau; Lavendel-salbei; Lorbeerblätter; Meerkiefer; Muskateller-Salbei; Salbei; Wacholderbeere; Wacholderholz; Zeder (Atlas; Libanon)

Haarpflege
Bay; Blutorange; Kamille, römisch; Kamille, wild; Patschuli

haarwuchsfördernd
Bay; Birke; Kamille, blau; Rosmarin; Wacholderbeere; Wacholderholz; Ylang-Ylang

Hämorrhoiden
Balsamtanne; Copaiva; Ingwer; Kamille, blau; Koriander; Muskatnuss; Myrrhe; Myrte; Palmarosa; Patschuli; Perubalsam; Petersilie; Schafgarbe; Tolu; Wacholderbeere; Wacholderholz; Zirbelkiefer; Zypresse

Halluzinationen
Baldrian

Hals, rauer/entzündeter; Halsschmerzen
Balsamtanne; Bergamotte; Cajeput; Eukalyptus; Eukalyptus citriodora; Indian Lime; Ingwer; Kardamom; Kiefernnadel; Lavandin; Lavendel, extra; Lavendel, fein; Limette; Majoran; Meerkiefer; Muskateller-Salbei; Myrte; Quendel; Sandelholz; Spiklavendel; Thymian; Ysop; Zirbelkiefer; Zitrone

harmonisierend/ harmonieerzeugend
Akazienblüte; Benzoe; Bitterorange; Cananga; Dill; Douglasfichte; Eukalyptus; Eukalyptus citriodora; Fichtennadel; Hemlocktanne; Ho-Blätter; Johannis-kraut; Lorbeerblätter; Majoran; Melisse; Melisse, indisch; Myrte; Nelke; Orange; Osmanthus; Petitgrain; Rosengeranie; Vanille; Verbene; Zeder (Atlas; Libanon); Zeder (Texas; Virginia)

harnhemmend
Baldrian

Harnsteine
Brennnessel; Kamille, römisch; Kamille, wild; Knoblauchzwiebel; Mistel; Wiesen-königin

harntreibend/Harnverhalten
Alant; Anissamen; Balsamtanne; Beifuß; Benzoe; Bergamotte; Birke; Brennnessel; Buccoblätter; Copaiva; Dill; Douglasfichte; Estragon; Eukalyptus; Fenchel, süß; Fichtennadel; Galbanum; Ginster; Grapefruit; Guajakholz; Hemlocktanne; Hopfen; Indian Lime; Immortelle; Iris; Kampfer; Kardamom; Karottensamen; Kiefernnadel; Knoblauchzwiebel; Krauseminze; Kreuzkümmel; Kümmel; Kurkuma; Lariciokiefer; Latschenkiefer; Lavandin; Lavendel, extra; Lavendel, fein; Liebstöckel; Limette; Majoran; Mate; Mandarine; Mastix; Meerkiefer; Mistel; Nana-Minze; Oregano; Patschuli; Petersilie; Pfeffer; Quendel; Rosengeranie; Rosmarin; Salbei; Sandelholz; Sellerie; Spearmint; Spiklavendel; Thymian; Veilchen; Wacholderbeere; Wacholderholz; Weihrauch; Wintergrün; Ysop; Zeder (Atlas; Libanon); Zeder (Texas; Virginia); Zirbelkiefer; Zitrone; Zwiebel; Zypresse

Harnwegsantiseptikum
Angelikawurzel

Harnwegsinfektionen/-entzündungen
Benzoe; Buccoblätter; Ingwer; Kardamom; Kiefernnadel; Lariciokiefer; Latschenkiefer; Mastix; Meerkiefer; Muskateller-Salbei; Myrte; Niaouli; Palmarosa; Petersilie; Teebaum; Thymian; Zeder (Atlas; Libanon)

Haut, fettige
Zeder (Texas; Virginia)

Haut (Spannkraft/ Straffung steigernd)
Basilikum; Bay; Bergamotte; Birke; Fenchel, süß; Galbanum; Grapefruit; Indian Lime; Lemongrass; Limette; Myrrhe;

Orange; Rosengeranie; Wacholderbeere; Wacholderholz; Weihrauch; Ylang-Ylang; Zitrone

Hautausschläge
Hopfen; Kamille, römisch; Kamille, wild; Karottensamen; Manuka; Perubalsam; Schafgarbe; Teebaum; Tolu; Zeder (Atlas; Libanon)

Hautdurchblutung
Beifuß

Hautgeschwüre
Jasmin; Myrrhe; Rose; Weihrauch

Hautirritationen/-leiden/ -entzündungen
Amber; Birke; Cajeput; Cistrose; Fichtennadel; Hemlocktanne; Honig; Indian Lime; Immortelle; Karottensamen; Krauseminze; Lavandin; Lavendel, extra; Lavendel, fein; Limette; Linaloe; Litsea; Lorbeerblätter; Manuka; Myrrhe; Myrte; Nana-Minze; Narde; Niaouli; Palmarosa; Patschuli; Petitgrain; Piment; Rose; Rosengeranie; Sandelholz; Spiklavendel; Teebaum; Verbene; Wacholderbeere; Wacholderholz; Weihrauch; Ylang-Ylang; Ysop; Zitrone

hautklärend/-reinigend/Hautentgiftung
Basilikum; Bay; Bergamotte; Douglasfichte; Majoran; Orange; Rose; Rosengeranie; Spearmint; Teebaum; Weihrauch

Hautleiden, nervöse
Baldrian; Jasmin; Sandelholz

Hautparasiten
Oregano

hautpflegend/Hautpflege
Benzoe; Bergamotte; Bitterorange; Cananga; Elemi; Honig; Indian Lime; Iris; Jasmin; Kamille, blau; Karottensamen; Limette; Litsea; Lorbeerblätter; Mairose; Majoran; Mandarine; Melisse; Mimose; Muskateller-Salbei; Myrrhe; Myrte; Neroli; Orange; Oregano; Palmarosa; Petitgrain; Rose; Rosengeranie; Rosenholz; Schafgarbe; Vetiver; Weihrauch; Ylang-Ylang; Zeder (Atlas; Libanon); Zeder (Texas; Virginia); Zitrone

hautpflegend (bei trockener Haut)
Akazienblüte; Amber; Jasmin; Johanniskraut; Kamille, blau; Mimose; Rose; Sandelholz; Tolu; Weihrauch

Hautpigmentstörungen (fleckige Haut)
Benzoe

hautregenerierend/-vitalisierend; Haut, müde/gestresst/schlaff
Bay; Bergamotte; Birke; Bitterorange; Blutorange; Cananga; Citronella; Elemi; Eukalyptus; Galbanum; Grapefruit; Jasmin; Kardamom; Majoran; Myrrhe; Myrte; Niaouli; Orange; Palmarosa; Patschuli; Petitgrain; Piment; Rose; Rosengeranie; Rosmarin; Sandelholz; Tolu; Vetiver; Weihrauch; Ylang-Ylang

Hautreizungen
Angelikawurzel; Benzoe; Fichtennadel; Hemlocktanne; Jasmin; Majoran; Myrte; Niaouli; Palmarosa; Patschuli; Perubalsam; Petitgrain; Rose; Rosengeranie; Sandelholz; Weihrauch; Ylang-Ylang

Hefepilzbefall
Lavandin; Lavendel, extra; Lavendel, fein; Spiklavendel

Heiserkeit
Benzoe; Immortelle; Ingwer; Jasmin; Kamille, römisch; Kamille, wild; Myrrhe; Myrte

Heiterkeit (schenkend)
Bergamotte; Bitterorange; Blutorange; Eukalyptus; Eukalyptus citriodora

Hektik
Grapefruit, Karottensamen

Hepatitis
Santolin

Herpes
Bergamotte; Eukalyptus; Eukalyptus citriodora; Indian Lime; Kardamom; Lavandin; Lavendel, extra; Lavendel, fein; Limette; Mairose; Melisse; Niaouli; Palmarosa; Pfefferminze; Ravensara; Rose; Spiklavendel; Teebaum; Zeder (Atlas; Libanon); Zitrone

Herzbeklemmung
Lavandin; Lavendel, extra; Lavendel, fein; Spiklavendel; Weißtanne

Herzbeschwerden, nervöse
Baldrian; Estragon; Ginster; Hopfen; Immortelle; Kamille, wild; Lavandin; Lavendel, extra; Lavendel, fein; Magnolienblätter; Melisse; Narde; Neroli; Rose; Rosmarin; Spiklavendel; Verbene; Ylang-Ylang

herzanregend/-unterstützend
Anissamen; Bitterorange; Blutorange; Ginster; Kiefernnadel; Zimtblatt; Zimtrinde

Herzflattern
Kreuzkümmel; Lavandin; Lavendel, extra; Lavendel, fein; Spiklavendel

Herzklopfen/Herzjagen
Baldrian; Ginster; Jasmin; Kalmus; Krauseminze; Mairose; Orange; Pfeffer; Pfefferminze; Quendel; Rose; Verbene; Ylang-Ylang; Zwiebel

Herzrhythmusstörungen
Litsea; Neroli; Rosmarin

Herzschmerzen/-probleme
Balsamtanne; Eisenkraut; Kamille, römisch; Knoblauchzwiebel; Lavandin; Lavendel, extra; Lavendel, fein; Majoran; Neroli; Pfeffer; Rosmarin; Schopflavendel; Zimtblatt; Zimtrinde; Zirbelkiefer

herzstärkend/Herzschwäche
Angelikawurzel; Benzoe; Bitterorange; Blutorange; Cassia; Eisenkraut; Estragon; Eukalyptus; Ginster; Hon-Scho-Öl; Kampfer; Kiefernnadel; Kreuzkümmel; Majoran; Melisse; Mimose; Mistel; Muskatnuss; Narde; Neroli; Orange; Rosmarin; Schopflavendel; Tonka; Weißtanne; Ysop; Zimtblatt; Zimtrinde

Herzversagen
Kampfer

Heuschnupfen
Estragon; Kamille, römisch; Kamille, wild; Mairose; Majoran; Melisse; Rose

Hexenschuss
Eukalyptus; Johanniskraut; Kardamom; Lavandin; Lavendel, extra; Lavendel, fein; Lorbeerblätter; Majoran; Mastix; Meerkiefer; Muskatnuss; Petersilie; Sellerie; Spiklavendel; Sumpfkiefer; Wacholderbeere; Wacholderholz

hoffnungbringend
Bitterorange; Blutorange; Jasmin; Kardamom; Kiefernnadel; Lärche; Myrrhe; Pfeffer; Pfefferminze; Zeder (Atlas; Libanon); Zypresse

Holzwürmer
Zeder (Atlas; Libanon)

hormonregulierend/Hormonschwankungen
Cistrose; Jasmin; Manuka

Hornhaut
Indian Lime; Limette; Tagetes; Zitrone

Hühneraugen
Knoblauchzwiebel

hungerdämpfend
Fenchel, süß

Husten
Angelikawurzel; Anissamen; Basilikum;

Benzoe; Cistrose; Copaiva; Eukalyptus; Fichtennadel; Guajakholz; Himalajatanne; Hopfen; Immortelle; Ingwer; Iris; Jasmin; Kampfer; Kamille, römisch; Kamille, wild; Kardamom; Kiefernnadel; Krauseminze; Kümmel; Lariciokiefer; Latschenkiefer; Mairose; Majoran; Myrrhe; Myrte; Perubalsam; Piment; Riesentanne; Rose; Rosenholz; Salbei; Sandelholz; Styrax; Teebaum; Thymian; Tolu; Wacholderbeere; Wacholderholz; Weihrauch; Zeder (Texas; Virginia); Zypresse

Husten, chronischer
Galbanum; Immortelle; Melisse

Husten, trockener
Alant; Elemi

Hustenkrampf (lösend)
Eukalyptus citriodora

hustenreizlindernd
Alant; Balsamtanne; Cistrose; Costuswurzel; Douglasfichte; Fichtennadel; Hemlocktanne; Himalajatanne; Immortelle; Ingwer; Lariciokiefer; Latschenkiefer; Opopanax; Riesentanne; Styrax; Thymian; Tolu; Weißtanne; Wintergrün; Zirbelkiefer

Hyperaktivität (bei Kindern)
Kamille, römisch; Kamille, wild; Mandarine; Mastix; Muskateller-Salbei

Hyperventilation
(Fachbegriff für meist unkontrolliertes und zu schnelles Atmen) Ylang-Ylang

Hypophyse (anregend)
(Hirnanhangdrüse) Ylang-Ylang

Hysterie
Asant; Basilikum; Dill; Galbanum; Hopfen; Johanniskraut; Kamille, römisch; Kamille, wild; Lavandin; Lavendel, extra; Lavendel, fein; Lorbeerblätter; Majoran; Muskateller-Salbei; Neroli; Rose; Spiklavendel; Styrax; Wiesenkönigin; Ysop

immunsystemstärkend/-anregend
Angelikawurzel; Bay; Eisenkraut; Estragon; Fichtennadel; Kiefernnadel; Lariciokiefer; Latschenkiefer; Ledum; Lemongrass; Mandarine; Manuka; Mistel; Myrte; Niaouli; Pfefferminze; Rosenholz; Salbei; Teebaum; Thymian; Weißtanne; Zeder (Atlas; Libanon)

Impotenz
Anissamen; Bohnenkraut; Cananga; Cistrose; Ingwer; Jasmin; Koriander; Mairose; Moschuskern; Muskateller-Salbei; Muskatnuss; Rose; Rosmarin; Sandelholz; Ylang-Ylang; Zimtblatt; Zimtrinde

infektionshemmend/ Infektionskrankheiten
Angelikawurzel; Douglasfichte; Eukalyptus; Eukalyptus citriodora; Fichtennadel; Hemlocktanne; Indian Lime; Kampfer; Kardamom; Lemongrass; Limette; Melisse, indisch; Muskatnuss; Oregano; Pfeffer; Rosenholz; Schinus molle; Teebaum; Thymian; Wacholderbeere; Wacholderholz; Ylang-Ylang; Zimtblatt; Zimtrinde; Zitrone

Innenschau (anregend)
Immortelle

Insektizid
(insektentötend/Insektenabwehr) Akazienblüte; Basilikum; Bergamotte; Buccoblätter; Cajeput; Citronella; Costuswurzel; Eukalyptus; Eukalyptus citriodora; Kalmus; Kampfer; Kardamom; Kiefernnadel; Knoblauchzwiebel; Kurkuma; Lavandin; Lavendel, extra; Lavendel, fein; Lemongrass; Limette; Litsea; Lorbeerblätter; Melisse; Patschuli; Pfefferminze; Rosengeranie; Rosmarin; Salbei; Sandelholz; Santolin; Spiklavendel; Sumpfkiefer; Tonka; Vetiver; Zeder (Atlas; Libanon); Zeder (Texas; Virginia)

Insektenstiche

Basilikum; Bohnenkraut; Cajeput; Cananga; Eukalyptus; Indian Lime; Kamille, römisch; Kamille, wild; Krauseminze; Melisse; Oregano; Santolin; Teebaum; Thymian; Zeder (Atlas; Libanon); Zimtblatt; Zimtrinde; Zitrone

inspirierend

(= beflügelnd, die Fantasie anregend)
Amber; Citronella; Clementine; Eisenkraut; Frangipani; Gartennelke; Ginster; Indian Lime; Iris; Limette; Mandarine; Muskateller-Salbei; Narzisse; Nelke; Petitgrain; Sellerie; Spearmint; Tuberose; Veilchen; Zimtblatt; Zimtrinde; Zitrone

Intelligenz/Intellekt/Verstand (anregend)

Basilikum; Bohnenkraut

Intuition/innere Eingebung (fördernd)

Narzisse; Schafgarbe; Tuberose

Ischiasbeschwerden

Eukalyptus; Johanniskraut; Kardamom; Lavandin; Lavendel, extra; Lavendel, fein; Lorbeerblätter; Majoran; Mastix; Meerkiefer; Muskatnuss; Petersilie; Sellerie; Spiklavendel; Sumpfkiefer; Wacholderbeere; Wacholderholz

J

juckreizlindernd

Basilikum; Ingwer; Manuka; Myrrhe; Pfefferminze; Teebaum; Zeder (Atlas; Libanon)

K

Kälte, emotionale

Bay; Kampfer; Mimose; Pfeffer; Ylang-Ylang

Katarrh

Angelikawurzel; Cajeput; Elemi; Eukalyptus; Indian Lime; Ingwer; Kiefernnadel; Krauseminze; Lavandin; Lavendel, extra; Lavendel, fein; Limette; Mastix; Meerkiefer; Styrax; Myrrhe; Quendel; Sandelholz; Schinus molle; Spearmint; Spiklavendel; Sumpfkiefer; Teebaum; Thymian; Tolu; Weihrauch; Zeder (Texas; Virginia); Zitrone

Kehlkopfentzündung

Benzoe; Cajeput; Eukalyptus citriodora; Kardamom; Kümmel; Lavandin; Lavendel, extra; Lavendel, fein; Sandelholz; Spiklavendel; Thymian; Tolu

keimtötend

Amber; Cajeput; Dill; Jasmin; Kamille, blau; Lariciokiefer; Latschenkiefer; Oregano; Ravensara; Rosmarin; Schopflavendel; Zwiebel

Keuchhusten

Asant; Balsamtanne; Basilikum; Benzoe; Eukalyptus citriodora; Fichtennadel; Immortelle; Lavandin; Lavendel, extra; Lavendel, fein; Mastix; Meerkiefer; Muskateller-Salbei; Myrte; Niaouli; Oregano; Spiklavendel; Tagetes; Teebaum; Ysop; Zirbelkiefer; Zypresse

klärend

Lärche; Nana-Minze; Salbei; Weihrauch

Knochenabbau

(= Osteoporose) Fenchel, süß

Knochenbrüche (Nachbehandlung)

Elemi

Koliken

Anissamen; Benzoe; Bergamotte; Dill; Fenchel, süß; Ingwer; Kamille, römisch; Kamille, wild; Kardamom; Karottensamen; Koriander; Krauseminze; Kreuzkümmel; Kümmel; Lorbeerblätter; Melisse; Narde; Nelke; Oregano; Petersilie; Pfeffer; Pfefferminze; Schinus molle; Spearmint; Tagetes; Ysop

Kollapsneigung
Kampfer

konzentrationsfördernd/
Konzentrationsschwäche
Basilikum; Beifuß; Bergamotte; Citronella; Douglasfichte; Eisenkraut; Eukalyptus; Fichtennadel; Hemlocktanne; Himalajatanne; Krauseminze; Lariciokiefer; Latschenkiefer; Litsea; Lorbeerblätter; Melisse, indisch; Minze; Muskatnuss; Nana-Minze; Nelke; Niaouli; Orange; Patschuli; Petitgrain; Pfeffer; Pfefferminze; Ravensara; Riesentanne; Rosmarin; Sellerie; Spearmint; Tulsi; Verbene; Wiesenkönigin; Wintergrün; Ysop

Kopfschmerzen
Anissamen; Basilikum; Bergamottminze; Cajeput; Eukalyptus; Grapefruit; Ingwer; Kamille, römisch; Kamille, wild; Kardamom; Koriander; Krauseminze; Kümmel; Lavandin; Lavendel, extra; Lavendel, fein; Lavendelsalbei; Lemongrass; Linaloe; Litsea; Mairose; Majoran; Melisse; Mistel; Muskateller-Salbei; Nana-Minze; Neroli; Niaouli; Palmarosa; Pfeffer; Pfefferminze; Rose; Rosenholz; Schafgarbe; Spearmint; Spiklavendel; Thymian; Veilchen; Wacholderbeere; Wacholderholz; Ylang-Ylang

Kopfschmerzen, nervöse
oder stressbedingte
Baldrian; Beifuß; Costuswurzel; Kreuzkümmel; Tolu

Korpulenz
(Dickleibigkeit) Fenchel, süß; Indian Lime; Limette; Orange; Wacholderbeere; Wacholderholz; Wiesenkönigin; Zitrone; Zwiebel

kräftigend, geistig-seelisch
Balsamtanne; Estragon; Copaiva; Gartennelke; Ingwer; Himalajatanne; Kampfer; Karottensamen; Kiefernnadel; Koriander; Lariciokiefer; Latschenkiefer; Lorbeerblätter; Melisse; Myrrhe; Myrte; Niaouli; Oregano; Patschuli; Salbei; Schopflavendel; Schwarzkümmel; Teebaum; Thymian; Tulsi; Wacholderbeere; Wacholderholz; Weihrauch; Weißtanne; Wintergrün; Zimtblatt; Zimtrinde; Zirbelkiefer

kräftigend, körperlich
Alant; Balsamtanne; Bergamotte; Birke; Brennessel; Buccoblätter; Cajeput; Copaiva; Costuswurzel; Douglasfichte; Elemi; Fenchel, süß; Fichtennadel; Galbanum; Grapefruit; Hemlocktanne; Himalajatanne; Indian Lime; Ingwer; Jasmin; Karottensamen; Lavandin; Lavendel, extra; Lavendel, fein; Lemongrass; Limette; Litsea; Majoran; Mandarine; Meerkiefer; Muskateller-Salbei; Muskatnuss; Narde; Petitgrain; Piment; Riesentanne; Rosenholz; Salbei; Sandelholz; Schafgarbe; Teebaum; Vetiver; Wacholderbeere; Wacholderholz; Weihrauch; Weißtanne; Wurmkraut; Zeder (Atlas; Libanon); Zitrone; Zypresse

Krätze
Bergamotte; Cassia; Kiefernnadel; Lavandin; Lavendel, extra; Lavendel, fein; Mastix; Nelke; Pfefferminze; Spiklavendel; Styrax; Thymian; Tolu; Zimtblatt; Zimtrinde

Krampfadern
Bergamotte; Indian Lime; Lemongrass; Limette; Majoran; Schafgarbe; Zitrone; Zypresse

Krampfhusten
Costuswurzel; Hopfen; Lorbeerblätter; Mandarine; Pfefferminze

krampflösend/Krämpfe
Alant; Amber; Angelikawurzel; Anissamen; Asant; Baldrian; Basilikum; Beifuß; Benzoe; Bergamotte; Bitterorange; Bohnenkraut; Cajeput; Cassia; Citronella; Costuswurzel; Dill; Eisenkraut; Estragon; Eukalyptus; Fenchel, süß; Galbanum; Hopfen; Immortelle; Ingwer; Jasmin; Kalmus; Kampfer; Kamille, blau; Kamille, römisch; Kamille, wild; Karda-

mom; Koriander; Krauseminze; Kreuz-
kümmel; Lavandin; Lavendel, extra; La-
vendel, fein; Lavendelsalbei; Liebstöckel;
Linaloe; Majoran; Mastix; Meerkiefer;
Melisse; Minze; Mistel; Moschuskern;
Muskateller-Salbei; Muskatnuss; Nana-
Minze; Narde; Narzisse; Nelke; Neroli;
Niaouli; Opopanax; Oregano; Palma-
rosa; Petitgrain; Pfeffer; Pfefferminze;
Piment; Quendel; Rose; Rosenholz;
Rosmarin; Salbei; Sandelholz; Santo-
lin; Schafgarbe; Sellerie; Spearmint;
Spiklavendel; Tagetes; Thymian; Tulsi;
Verbene; Vetiver; Wacholderbeere; Wa-
cholderholz; Wintergrün; Wurmkraut;
Ysop; Zeder (Texas; Virginia); Zimtblatt;
Zimtrinde; Zitrone; Zitronenverbene;
Zypresse

Kreativität (anregend)
Cassia; Citronella; Grapefruit; Indian
Lime; Limette; Magnolienblätter; Verbe-
ne; Zimtblatt; Zimtrinde; Zitrone

Krebs
Estragon; Jasmin; Knoblauchzwiebel;
Mistel; Petersilie

Krebsvorsorge
Angelikawurzel

kreislaufanregend/Kreislaufaktivie-
rung
Benzoe; Bitterorange; Blutorange; Cas-
sia; Fenchel, süß; Hon-Scho-Öl; Kalmus;
Kampfer; Kiefernnadel; Melisse; Muskat-
nuss; Narde; Pfeffer; Rosmarin; Thymian;
Veilchen; Vetiver; Ysop; Zeder (Texas;
Virginia); Zimtblatt; Zimtrinde

Kreislaufprobleme
Anissamen; Eisenkraut; Hon-Scho-Öl;
Immortelle; Kalmus; Kamille, römisch;
Kamille, wild; Mistel; Muskatnuss; Narde;
Pfefferminze; Quendel

Kreuzschmerzen
Rosengeranie

Krisen, seelische
Kalmus; Mandarine

Krupphusten
Benzoe; Lärche; Tolu

Küchenschaben (vertreibend)
Eukalyptus citriodora

kühlend
Zimtblatt; Zimtrinde

Kummer
Melisse; Rose

Kurzatmigkeit
Douglasfichte; Fichtennadel; Hemlocktanne; Weihrauch

L
Lähmungen
Angelikawurzel; Basilikum; Lavandin;
Lavendel, extra; Lavendel, fein; Salbei;
Spiklavendel

Läuse
Anissamen; Cassia; Kiefernnadel; La-
vandin; Lavendel, extra; Lavendel, fein;
Lemongrass; Mastix; Oregano; Rosenge-
ranie; Rosmarin; Spiklavendel; Teebaum;
Thymian; Zimtblatt; Zimtrinde

Labilität/Unausgeglichenheit, geis-
tig-seelische
Koriander; Myrte; Rosenholz; Salbei;
Weißtanne

Lampenfieber
Grapefruit

larventötend
Knoblauchzwiebel; Koriander; Kreuzkümmel; Kümmel; Muskatnuss; Nelke

Lebensfreude
Bitterorange; Blutorange

Lebenskrisen (Bewältigung)
Lorbeerblätter

Leber (anregend/stärkend)
Eisenkraut; Galbanum; Immortelle; Kamille, blau; Kamille, römisch; Kamille, wild; Karottensamen; Krauseminze; Kurkuma; Lavendelsalbei; Ledum; Mairose; Majoran; Minze; Nana-Minze; Pfefferminze; Rose; Rosengeranie; Rosmarin; Salbei; Sellerie; Spearmint; Verbene; Wacholderbeere; Wacholderholz; Zitronenverbene; Zypresse

Leberbeschwerden/-leiden/-entzündungen
Basilikum; Beifuß; Eisenkraut; Fenchel, süß; Hopfen; Immortelle; Jasmin; Kamille, blau; Kamille, römisch; Kamille, wild; Karottensamen; Krauseminze; Kreuzkümmel; Kümmel; Ledum; Limette; Litsea; Lorbeerblätter; Mairose; Majoran; Mimose; Minze; Muskatnuss; Nana-Minze; Neroli; Petersilie; Quendel; Rose; Rosengeranie; Rosmarin; Sellerie; Spearmint; Verbene; Vetiver; Zitrone

Leberentzündung
(Virenhepatitis) Litsea; Lorbeerblätter

leberregenerierend/Leberzirrhose/-insuffizienz
(= Funktionsschwäche) Jasmin; Ledum; Petersilie

Leistungsdruck
Narde

Lethargie
(= Antriebsschwäche) Immortelle

Libido, schwache
Bohnenkraut

Lichtkräfte (aktivierend)
Bergamotte

Liebeskummer
Melisse; Rose

logisches Denken (fördernd)
Eukalyptus

Luft (verbessernd)
Bergamotte; Grapefruit; Kardamom; Lariciokiefer; Latschenkiefer; Weihrauch

Lungenentzündung/-krankheiten
Kampfer; Kardamom; Myrte; Quendel

Lustlosigkeit
Eisenkraut; Eukalyptus; Eukalyptus citriodora; Indian Lime; Immortelle; Jasmin; Limette; Zitrone

Lymphdrüsenschwellungen
Cistrose

lymphentstauend/Lymphfluss (anregend)
Cistrose; Grapefruit; Immortelle; Karottensamen; Ledum; Lemongrass; Litsea; Lorbeerblätter; Mandarine; Myrte; Orange; Rosengeranie

M

Magenbeschwerden/-entzündung
Basilikum; Beifuß; Bergamottminze; Cassia; Estragon; Immortelle; Kamille, römisch; Kamille, wild; Majoran; Nelke; Neroli

magenharmonisierend
Amber

Magengeschwür
Angelikawurzel; Ingwer

Magenkrämpfe
Anissamen; Baldrian; Bohnenkraut; Cajeput; Estragon; Kiefernnadel; Koriander; Kreuzkümmel; Kümmel; Lavandin; Lavendel, extra; Lavendel, fein; Muskateller-Salbei

Magensaft (sekretionsfördernd)
(Sekretion = Absonderung) Angelikawurzel; Muskatnuss

Magenschleimhautentzündung
Hopfen

Magenschwäche
Angelikawurzel; Bohnenkraut; Eisenkraut; Koriander; Petersilie

Magenschwäche, nervöse
Narde

magenstärkend
Alant; Angelikawurzel; Anissamen; Baldrian; Beifuß; Bergamotte; Bergamottminze; Bitterorange; Blutorange; Bohnenkraut; Citronella; Costuswurzel; Dill; Eisenkraut; Elemi; Estragon; Fenchel, süß; Indian Lime; Ingwer; Kalmus; Kamille, blau; Kamille, römisch; Kamille, wild; Kardamom; Knoblauchzwiebel; Koriander; Krauseminze; Kreuzkümmel; Kümmel; Liebstöckel; Limette; Litsea; Lorbeerblätter; Mairose; Majoran; Melisse; Minze; Moschuskern; Muskateller-Salbei; Nana-Minze; Narde; Nelke; Orange; Oregano; Patschuli; Petersilie; Petitgrain; Pfeffer; Pfefferminze; Rose; Rosmarin; Salbei; Schafgarbe; Schinus molle; Sellerie; Spearmint; Tagetes; Verbene; Wacholderbeere; Zimtblatt; Zimtrinde; Zitronenverbene; Zwiebel

Magenübersäuerung
Hopfen

Magenverstimmung/-beschwerden
Amber; Angelikawurzel; Bergamotte; Costuswurzel; Dill; Eisenkraut; Estragon; Galbanum; Indian Lime; Kalmus; Karottensamen; Knoblauchzwiebel; Kreuzkümmel; Lemongrass; Liebstöckel; Limette; Litsea; Lorbeerblätter; Mandarine; Melisse; Muskatnuss; Niaouli; Petersilie; Piment; Quendel; Rosengeranie; Schafgarbe; Sellerie; Verbene; Wacholderbeere; Wacholderholz; Weißtanne; Ysop; Zitrone; Zitronenverbene

Magersucht, nervöse
Kalmus

Malaria
Eukalyptus, Pfeffer

Mandelentzündung
Bergamotte; Lorbeerblätter; Rosengeranie; Teebaum; Ysop

Masern
Eukalyptus; Koriander; Wiesenkönigin

Meditationsöl
Agarholz; Amber; Cistrose; Douglasfichte; Fichtennadel; Hemlocktanne; Iris; Koriander; Myrrhe; Myrte; Opopanax; Patschuli; Sandelholz; Styrax; Weihrauch; Weißtanne

Melancholie
Basilikum; Clementine; Frangipani; Iris; Jasmin; Johanniskraut; Lavandin; Lavendel, extra; Lavendel, fein; Litsea; Mandarine; Melisse; Moschuskern; Orange; Osmanthus; Rose; Sellerie; Spiklavendel

Menstruationsbeschwerden/ -probleme
Angelikawurzel; Anissamen; Basilikum; Beifuß; Bergamottminze; Brennnessel; Cassia; Dill; Estragon; Fenchel, süß; Galbanum; Immortelle; Kamille, blau; Kamille, römisch; Kamille, wild; Karottensamen; Kreuzkümmel; Kümmel; Lavandin; Lavendel, extra; Lavendel, fein; Lavendelsalbei; Liebstöckel; Litsea; Lorbeerblätter; Mairose; Majoran; Melisse; Muskateller-Salbei; Myrrhe; Narde; Neroli; Palmarosa; Petersilie; Rose, Rosmarin; Sellerie; Spiklavendel; Wacholderbeere; Wacholderholz; Ysop; Zimtblatt; Zimtrinde; Zypresse

Menstruationsblutung, starke
Ginster

menstruationsfördernd
(Periode anregend) Beifuß; Bohnenkraut; Brennnessel; Cassia; Dill; Estragon; Fenchel, süß; Galbanum; Hopfen; Jasmin; Kamille, blau; Kamille, römisch; Kamille, wild; Karottensamen; Kümmel; Lavandin;

Lavendel, extra; Lavendel, fein; Lavendelsalbei; Liebstöckel; Mairose; Majoran; Melisse; Melisse, indisch; Minze; Muskateller-Salbei; Muskatnuss; Myrrhe; Oregano; Petersilie; Pfefferminze; Rose; Rosmarin; Salbei; Sellerie; Spiklavendel; Tagetes; Thymian; Tulsi; Wacholderbeere; Wacholderholz; Weihrauch; Wintergrün; Wurmkraut; Ysop; Zeder (Texas; Virginia); Zimtblatt; Zimtrinde

Midlife Crisis
(Beschwerden von Männern und Frauen beim Übergang ins dritte Lebensalter)
Muskateller-Salbei

Migräne
Angelikawurzel; Anissamen; Baldrian; Basilikum; Citronella; Clementine; Ingwer; Kamille, blau; Kamille, römisch; Kamille, wild; Koriander; Krauseminze; Kreuzkümmel; Lavandin; Lavendel, extra; Lavendel, fein; Majoran; Mandarine; Meerkiefer; Melisse; Melisse, indisch; Muskateller-Salbei; Nana-Minze; Narde; Petitgrain; Pfefferminze; Rosmarin; Schafgarbe; Spearmint; Spiklavendel; Wintergrün

Mikroben (gegen)
→antimikrobiell

Milben
Anissamen; Teebaum

milchbildend/Milchfluss (fördernd)
Anissamen; Brennnessel; Dill; Eisenkraut; Fenchel, süß; Jasmin; Kümmel; Sellerie; Verbene; Wintergrün

Milchknoten
Melisse

Milzbeschwerden
Fenchel, süß; Ingwer; Lavandin; Lavendel, extra; Lavendel, fein; Lemongrass; Majoran; Mimose; Rose; Spiklavendel

Minderwertigkeitsgefühle
Angelikawurzel; Bergamotte; Birke; Bitterorange; Blutorange; Cassia; Ginster; Grapefruit; Jasmin; Kardamom; Karottensamen; Kiefernnadel; Kreuzkümmel; Lorbeerblätter; Mastix; Mimose; Patschuli; Pfeffer; Pfefferminze; Rosenholz; Rosmarin; Thymian; Weißtanne; Ylang-Ylang; Zeder (Atlas; Libanon)

Mitesser
Kampfer

Morbus Crohn
Cistrose; Eisenkraut

Motivation/Tatendrang (fördernd)
Eisenkraut; Verbene

Motten (vertreibend)
Zeder (Atlas; Libanon)

Müdigkeit
Anissamen; Beifuß; Indian Lime; Krauseminze; Wiesenkönigin

Müdigkeit, geistig-seelische
Bergamottminze; Brennnessel; Cajeput; Champaca; Citronella; Grapefruit; Ingwer; Koriander; Krauseminze; Ledum; Limette; Melisse, indisch; Muskateller-Salbei; Muskatnuss; Myrrhe; Pfeffer; Sellerie; Spearmint; Wintergrün; Zitrone

Mumps
Tagetes

Mundfäule/-infektion
Brennnessel; Eukalyptus; Indian Lime; Kardamom; Limette; Nelke; Patschuli; Rosengeranie; Teebaum; Veilchen

Mundgeruch
Bergamotte; Kardamom; Lavandin; Lavendel, extra; Lavendel, fein; Muskatnuss; Myrrhe; Nelke; Pfefferminze; Spiklavendel

Mundhygiene
Anissamen; Indian Lime; Kardamom; Limette; Patschuli; Teebaum

Mundschleimhautgeschwüre/-entzündungen
Indian Lime; Limette; Nelke; Orange; Rosengeranie; Teebaum; Veilchen; Zitrone

Muskelkater
Grapefruit; Majoran; Muskatnuss

Muskelkrämpfe
Jasmin; Zypresse

Muskelverhärtung/-verspannung
Birke; Cassia; Citronella; Karottensamen; Lärche; Majoran; Mandarine; Niaouli; Piment; Schwarzkümmel; Wiesenkönigin

Muskelrheumatismus
Wintergrün

Muskelschmerzen
Angelikawurzel; Birke; Cajeput; Douglasfichte; Eukalyptus; Eukalyptus citriodora; Fichtennadel; Galbanum; Hemlocktanne; Ingwer; Kampfer; Kamille, römisch; Kamille, wild; Kiefernnadel; Koriander; Kurkuma; Lavandin; Lavendel, extra; Lavendel, fein; Lavendelsalbei; Lorbeerblätter; Majoran; Mastix; Moschuskern; Muskateller-Salbei; Muskatnuss; Myrrhe; Myrte; Oregano; Pfeffer; Pfefferminze; Piment; Riesentanne; Rosengeranie; Rosmarin; Schinus molle; Spiklavendel; Sumpfkiefer; Thymian; Vetiver; Weißtanne

Muskelzerrungen
Immortelle; Ingwer; Johanniskraut; Lemongrass; Majoran; Verbene

Mut (verleihend)
Angelikawurzel; Balsamtanne; Bergamotte; Bitterorange; Blutorange, Estragon; Fenchel, süß; Kiefernnadel; Lärche; Pfeffer; Ravensara; Thymian; Weißtanne; Zeder (Atlas; Libanon); Zirbelkiefer

N

Nackensteifheit
Latschenkiefer

Nägel, brüchige
Indian Lime; Limette; Zitrone

narbenbildend/Narben
Balsamtanne; Benzoe; Bohnenkraut; Elemi; Eukalyptus; Galbanum; Immortelle; Jasmin; Johanniskraut; Kamille, blau; Kamille, römisch; Kamille, wild; Lavandin; Lavendel, extra; Lavendel, fein; Mairose; Mandarine; Manuka; Meerkiefer; Muskateller-Salbei; Neroli; Niaouli; Palmarosa; Patschuli; Rose; Rosenholz; Sandelholz; Schafgarbe; Spiklavendel; Teebaum; Thymian; Wacholderbeere; Wacholderholz; Weihrauch; Ysop; Zirbelkiefer; Zitrone

Narben, seelische
Neroli

narkotisierend (betäubend)
Iris; Tuberose

Nasenbluten
Balsamtanne; Cassia; Indian Lime; Limette; Muskatnuss; Rosengeranie; Zirbelkiefer; Zitrone

Nasenpolypen
Angelikawurzel

Nasenschleimhaut, trockene
Cajeput; Tolu

Nebenhöhlenentzündung/Katarrh
Cajeput; Citronella; Eichenmoos; Eukalyptus; Eukalyptus citriodora; Fichtennadel; Himalajatanne; Immortelle; Ingwer; Kamille, blau; Kamille, römisch; Kamille, wild; Kiefernnadel; Krauseminze; Majoran; Manuka; Melisse, indisch; Nana-Minze; Niaouli; Oregano; Pfefferminze; Spearmint; Sumpfkiefer; Teebaum; Tolu; Weißtanne; Zeder (Texas; Virginia)

Nebenhöhlenverstopfung
Basilikum; Lärche

Nebennierenprobleme
Angelikawurzel

Nebennierenrinde (anregend)
Basilikum; Fichtennadel; Kiefernnadel

nervenberuhigend
Agarholz; Bay; Birke; Copaiva; Davana; Dill; Fenchel, süß; Lariciokiefer; Latschenkiefer; Rose; Rosmarin; Zeder (Atlas; Libanon); Zeder (Texas; Virginia); Zitronenverbene

Nervenentzündung
Eukalyptus; Kamille, blau; Lavandin; Lavendel, extra; Lavendel, fein; Muskatnuss; Rosmarin; Spiklavendel

Nervenschmerzen (gegen)
→antineuralgisch

nervenstärkend/Nervenschwäche
Asant; Bay; Bergamottminze; Cananga; Hon-Scho-Öl; Hopfen; Immortelle; Johanniskraut; Kampfer; Kardamom; Kiefernnadel; Krauseminze; Kreuzkümmel; Kümmel; Lariciokiefer; Latschenkiefer; Lavandin; Lavendel, extra; Lavendel, fein; Lavendelsalbei; Lemongrass; Majoran; Melisse; Moschuskern; Muskateller-Salbei; Muskatnuss; Nana-Minze; Narde; Nelke; Patschuli; Petitgrain; Pfefferminze; Ravensara; Rose; Rosmarin; Salbei; Sellerie; Spearmint; Spiklavendel; Styrax; Thymian; Tulsi; Wacholderbeere; Wacholderholz; Wurmkraut; Ylang-Ylang; Ysop; Zimtblatt; Zimtrinde

Nervensystem, vegetatives (stärkend)
Basilikum; Estragon; Ginster; Indian Lime; Johanniskraut; Kiefernnadel; Limette; Lorbeerblätter; Ravensara; Rose; Rosmarin; Thymian; Zitrone

Nervenüberreizung
Agarholz; Benzoe; Costuswurzel; Fenchel, süß; Hopfen; Kiefernnadel; Lariciokiefer; Latschenkiefer; Majoran; Ravensara; Rosmarin; Schopflavendel

Nervenzusammenbruch
Melisse

Nervosität
Angelikawurzel; Birke; Bitterorange; Blutorange; Copaiva; Douglasfichte; Eisenkraut; Estragon; Fenchel, süß; Fichtennadel; Hemlocktanne; Honig; Kalmus; Kardamom; Lärche; Lavandin; Lavendel, extra; Lavendel, fein; Ledum; Linaloe; Muskateller-Salbei; Neroli; Opopanax; Orange; Perubalsam; Spiklavendel; Teebaum; Tolu; Ylang-Ylang; Zwiebel

Nesselsucht
Kamille, blau

Neurodermitis
Cajeput; Immortelle; Kamille, römisch; Kamille, wild; Patschuli

Niedergeschlagenheit
Bergamotte; Cananga; Hon-Scho-Öl; Immortelle; Jasmin; Lavandin; Lavendel, extra; Lavendel, fein; Melisse; Muskateller-Salbei; Piment; Quendel; Rose; Sandelholz; Spiklavendel; Weißtanne

Nierenkoliken
Mistel; Wiesenkönigin

Nierenleiden/-erkrankung/-entzündung
Birke; Brennnessel; Buccoblätter; Eukalyptus; Eukalyptus citriodora; Latschenkiefer; Ledum; Majoran; Meerkiefer; Muskateller-Salbei; Niaouli; Orange; Quendel; Rosengeranie; Sandelholz; Schafgarbe; Sellerie; Wiesenkönigin; Zeder (Atlas; Libanon)

Nierensteine
Fenchel, süß; Rosengeranie; Wacholderbeere; Wacholderholz

Ödeme
Birke; Bitterorange; Blutorange; Fenchel,

süß; Karottensamen; Lemongrass; Liebstöckel; Meerkiefer; Orange; Rose; Sellerie; Thymian; Wacholderbeere; Wacholderholz; Wiesenkönigin; Zypresse

östrogenwirksam
(hormonell anregend) Vetiver

Ohnmacht, drohende
Kampfer; Pfefferminze

Ohrenschmerzen/-entzündung
Cajeput; Kamille, blau; Kamille, römisch;
Kamille, wild; Lavandin; Lavendel, extra;
Lavendel, fein; Lorbeerblätter; Myrte;
Spiklavendel; Ysop

Optimismus (fördernd)
Bay; Bitterorange; Blutorange; Frangipani; Jasmin; Kardamom; Mandarine; Mimose; Myrrhe; Pfeffer; Veilchen

oxidationshemmend
Benzoe; Guajakholz; Ingwer; Koriander;
Kreuzkümmel; Kurkuma; Lemongrass;
Majoran; Muskatnuss; Nelke; Piment;
Rosmarin; Salbei; Sellerie; Thymian

P, Q
Paranoia
(Angstzustände) Galbanum; Muskateller-
Salbei

parasitentötend
(Parasit = Schmarotzer) Bergamotte;
Eukalyptus; Lavandin; Lavendel, extra;
Lavendel, fein; Meerkiefer; Perubalsam;
Rosmarin; Spiklavendel; Teebaum; Thy-
mian; Wacholderbeere; Wacholderholz;
Zimtblatt; Zimtrinde

Parodontose
(krankhafter Zahnfleischruckgang) Teebaum

Pergamenthaut
Niaouli

Pessimismus
Ginster; Lärche

Pickel
Mandarine

pilztötend/Pilzinfektionen
Alant; Angelikawurzel; Bitterorange;
Blutorange; Bohnenkraut; Eukalyptus
citriodora; Immortelle; Kamille, blau;
Kamille, römisch; Kamille, wild; Karda-
mom; Knoblauchzwiebel; Koriander;
Lemongrass; Litsea; Lorbeerblätter;
Majoran; Manuka; Muskateller-Salbei;
Myrrhe; Narde; Neroli; Niaouli; Oran-
ge; Patschuli; Ravensara; Rosengeranie;
Rosmarin; Tagetes; Teebaum; Zeder
(Atlas; Libanon); Zimtblatt; Zimtrinde;
Zwiebel

Platzangst
(Agoraphobie) Galbanum

Polyarthritis
(= Arthritis auf vielen verschiedenen
Gelenken) Guajakholz; Immortelle; Lor-
beerblätter; Manuka; Niaouli; Schafgar-
be; Wacholderbeere; Wacholderholz;
Wintergrün

Poren, verstopfte
Grapefruit

Poren (verfeinernd)
Veilchen

Potenz (steigernd)
Ingwer

Prämenstruelles Syndrom (PMS)
Estragon; Fenchel, süß; Galbanum; Ka-
rottensamen; Lavandin; Lavendel, extra;
Lavendel, fein; Majoran; Muskateller-
Salbei; Neroli; Petitgrain; Rose, Spikla-
vendel; Ylang-Ylang; Zypresse

Prellungen
Melisse; Nelke; Verbene

Prostatabeschwerden
Buccoblätter; Fichtennadel; Kiefernnadel; Ledum; Myrte

Prüfungsangst
Melisse; Neroli

Psyche (anregend)
Wiesenkönigin; Ysop

Psyche, labil
(= unausgeglichen) Bergamotte; Fenchel, süß; Kiefernnadel; Ysop

psychosomatische Beschwerden
(= körperliche Probleme, deren Ursache im geistig-seelischen Bereich liegen) Jasmin; Neroli; Oregano; Wacholderbeere; Wacholderholz

Pubertätskrisen
Muskateller-Salbei

Puls, niedriger
Kampfer

Pulsunregelmäßigkeiten
Kiefernnadel; Weißtanne

Quetschungen
Immortelle; Johanniskraut; Lemongrass; Lorbeerblätter; Majoran; Nelke; Thymian; Ysop

R

Rachitis
Angelikawurzel; Quendel

Ratlosigkeit
Copaiva; Weihrauch

Raucherhusten
Angelikawurzel; Myrte

Realitätsbezug
Angelikawurzel

regenerierend /Regeneration
(= erneuernd, wiederherstellend) Akazienblüte; Fenchel, süß; Lavandin; Lavendel, extra; Lavendel, fein; Linaloe; Neroli; Spiklavendel

regulativ
(= ausgleichend) Baldrian; Elemi

reinigend
Bohnenkraut; Douglasfichte; Fichtennadel; Hemlocktanne; Karottensamen; Rhododendron; Rosmarin; Weißtanne

Reisekrankheit
Angelikawurzel; Basilikum; Ingwer; Lavandin; Lavendel, extra; Lavendel, fein; Litsea; Melisse; Schafgarbe; Spiklavendel

Reizbarkeit (mindernd)
Dill; Immortelle; Lavandin; Lavendel, extra; Lavendel, fein; Ledum; Myrte; Spiklavendel; Styrax; Tolu; Vanille

Reizhusten
Galbanum; Lärche; Lorbeerblätter; Oregano; Tolu; Wacholderbeere; Wacholderholz

Rekonvaleszenz
(= Wiederherstellung) Mandarine

Rheuma, Rheumatismus/rheumatische Beschwerden
→antirheumatisch

Rippenfellentzündung
Quendel

Ritualöl
Sandelholz

Rückenverspannungen
Kiefernnadel; Lorbeerblätter; Wacholderbeere; Wacholderholz

Ruhe (verleihend)
Dill; Kiefernnadel; Myrrhe

Ruhelosigkeit
Baldrian; Mandarine

Ruhr
Muskatnuss; Palmarosa; Pfeffer; Styrax; Wiesenkönigin

S

Saunaöl
Kiefernnadel; Lärche; Lariciokiefer; Latschenkiefer

Scharlach
Eukalyptus

Scheidenkatarrh
Teebaum

Scheidenpilz
Bergamotte; Teebaum

Schilddrüsenprobleme
Ledum; Melisse; Salbei

schlaffördernd/Schlaflosigkeit
Anissamen; Bergamotte; Bitterorange; Blutorange; Cananga; Copaiva; Costuswurzel; Eichenmoos; Estragon; Ginster; Honig; Hopfen; Johanniskraut; Kamille, blau; Kamille, römisch; Kamille, wild; Kiefernnadel; Lavandin; Lavendel, extra; Lavendel, fein; Mairose; Majoran; Mandarine; Manuka; Melisse; Mimose; Muskateller-Salbei; Muskatnuss; Narde; Neroli; Orange; Perubalsam; Petitgrain; Rose; Rosengeranie; Sandelholz; Schafgarbe, Spiklavendel; Thymian; Tonka; Tulsi; Vanille; Veilchen; Verbene; Ylang-Ylang; Zitronenverbene

Schlaganfall
Salbei

Schlangenbisse
Estragon; Zimtblatt; Zimtrinde

Schleimhäute, trockene
Lärche; Weißtanne

schleimlösend
Alant; Amber; Anissamen; Balsamtanne; Basilikum; Beifuß; Benzoe; Bergamotte; Bohnenkraut; Cajeput; Copaiva; Dill; Douglasfichte; Eichenmoos; Elemi; Eukalyptus; Eukalyptus citriodora; Fenchel, süß; Fichtennadel; Galbanum; Guajakholz; Hemlocktanne; Himalajatanne; Hopfen; Immortelle; Ingwer; Iris; Jasmin; Johanniskraut; Kalmus; Kampfer; Kamille, blau; Kardamom; Kiefernnadel; Knoblauchzwiebel; Krauseminze; Kümmel; Lärche; Lariciokiefer; Latschenkiefer; Lavendelsalbei; Lemongrass; Liebstöckel; Litsea; Lorbeerblätter; Majoran; Manuka; Mastix; Meerkiefer; Melisse, indisch; Minze; Myrrhe; Myrte; Niaouli; Opopanax; Oregano; Perubalsam; Petersilie; Pfefferminze; Quendel; Ravensara; Riesentanne; Salbei; Sandelholz; Schafgarbe; Spearmint; Styrax; Sumpfkiefer; Teebaum; Tolu; Tulsi; Veilchen; Wacholderbeere; Wacholderholz; Weihrauch; Weißtanne; Wiesenkönigin; Ysop; Zeder (Atlas; Libanon); Zeder (Texas; Virginia); Zirbelkiefer

Schluckauf
Anissamen; Dill; Estragon; Fenchel, süß; Krauseminze; Kümmel; Mandarine; Melisse; Sandelholz

**schmerzlindernd/
schmerzstillend, körperlich**
Baldrian; Bergamotte; Cajeput; Eukalyptus; Galbanum; Hopfen; Ingwer; Iris; Jasmin; Kampfer; Kamille, blau; Kamille, römisch; Kamille, wild; Koriander; Krauseminze; Kurkuma; Lariciokiefer; Latschenkiefer; Lavandin; Lavendel, extra; Lavendel, fein; Lemongrass; Litsea; Lorbeerblätter; Majoran; Manuka; Meerkiefer; Minze; Muskatnuss; Niaouli; Oregano; Palmarosa; Pfeffer; Piment; Riesentanne; Rosengeranie; Rosenholz; Rosmarin; Spiklavendel; Sumpfkiefer; Weißtanne; Wintergrün

schmerzlindernd, seelisch
Ginster

Schnittverletzungen
Indian Lime; Kamille, römisch; Kamille, wild; Kiefernnadel; Limette; Nelke

Schnupfen
Cajeput; Citronella; Eichenmoos; Kamille, römisch; Kamille, wild; Kiefernnadel; Krauseminze; Myrte; Niaouli; Ravensara; Spearmint; Weihrauch; Zeder (Atlas; Libanon)

Schock/Schockzustände, seelische
Cistrose; Kamille, römisch; Kamille, wild; Koriander; Krauseminze; Lavandin; Lavendel, extra; Lavendel, fein; Melisse; Mimose; Minze; Neroli; Spiklavendel

Schöpferkraft/Ideenreichtum (stärkend)
Hyazinthe

Schreckhaftigkeit
Pfeffer

Schüttelfrost
Bitterorange; Blutorange; Copaiva; Grapefruit; Ingwer; Kampfer; Litsea; Lorbeerblätter; Piment; Schinus molle; Thymian; Zimtblatt; Zimtrinde

Schultern, verspannt
Latschenkiefer

Schuppen
Eukalyptus citriodora; Kardamom; Lavandin; Lavendel, extra; Lavendel, fein; Lavendelsalbei; Lorbeerblätter; Melisse; Muskateller-Salbei; Patschuli; Rosengeranie; Rosmarin; Spiklavendel; Teebaum; Zeder (Atlas; Libanon); Zeder (Texas; Virginia)

Schuppenflechte
Baldrian; Birke; Cajeput; Cistrose; Immortelle; Karottensamen; Lavandin; Lavendel, extra; Lavendel, fein; Manuka;

Rosengeranie; Spiklavendel; Teebaum; Zeder (Atlas; Libanon)

Schutz (das Gefühl erzeugend)
Benzoe

Schutz (vor Strahlungen)
Cassia

Schwäche, körperlich
Angelikawurzel; Alant; Balsamtanne; Bergamotte; Birke; Brennessel; Buccoblätter; Cajeput; Copaiva; Costuswurzel; Douglasfichte; Eisenkraut; Elemi; Fenchel, süß; Fichtennadel; Galbanum; Grapefruit; Hemlocktanne; Himalajatanne; Immortelle; Indian Lime; Ingwer; Jasmin; Karottensamen; Kümmel; Lavandin; Lavendel, extra; Lavendel, fein; Lemongrass; Limette; Litsea; Majoran; Mandarine; Meerkiefer; Muskateller-Salbei; Muskatnuss; Narde; Petitgrain; Piment; Riesentanne; Rosenholz; Salbei; Sandelholz; Schafgarbe; Teebaum; Vetiver; Wacholderbeere; Wacholderholz; Weihrauch; Weißtanne; Wurmkraut; Zeder (Atlas; Libanon); Zitrone; Zypresse

Schwäche, geistig-seelisch
Balsamtanne; Estragon; Copaiva; Gartennelke; Ingwer; Himalajatanne; Kampfer; Karottensamen; Kiefernnadel; Koriander; Lariciokiefer; Latschenkiefer; Lorbeerblätter; Melisse; Myrrhe; Myrte; Niaouli; Oregano; Patschuli; Salbei; Schopflavendel; Schwarzkümmel; Teebaum; Thymian; Tulsi; Wacholderbeere; Wacholderholz; Weihrauch; Weißtanne; Wintergrün; Zimtblatt; Zimtrinde; Zirbelkiefer

Schwangerschaftsstreifen
Basilikum; Bay; Bergamotte; Birke; Fenchel, süß; Galbanum; Grapefruit; Indian Lime; Lemongrass; Limette; Mandarine; Rosenholz

Schweißfüße
Citronella

schweißhemmend/ Schweißfluss, stark

Citronella; Grapefruit; Kiefernnadel; Lavandin; Lavendel, extra; Lavendel, fein; Lavendelsalbei; Lemongrass; Litsea; Minze; Muskateller-Salbei; Petitgrain; Salbei; Spiklavendel; Zypresse

schweißregulierend

Muskateller-Salbei

schweißtreibend

Alant; Beifuß; Birke; Buccoblätter; Douglasfichte; Fichtennadel; Guajakholz; Hemlocktanne; Kalmus; Kamille, blau; Kamille, römisch; Kamille, wild; Knoblauchzwiebel; Lavandin; Lavendel, extra; Lavendel, fein; Liebstöckel; Lorbeerblätter; Majoran; Melisse; Niaouli; Oregano; Pfefferminze; Quendel; Rosmarin; Schafgarbe; Spiklavendel; Tagetes; Teebaum; Thymian; Wacholderbeere; Wacholderholz; Wiesenkönigin; Wurmkraut; Ysop; Zitrone; Zypresse

Schwielen

Tagetes

Schwindelgefühl/-anfälle

Anissamen; Eisenkraut; Johanniskraut; Kiefernnadel; Krauseminze; Kreuzkümmel; Lavandin; Lavendel, extra; Lavendel, fein; Lorbeerblätter; Melisse; Melisse, indisch; Pfefferminze; Rosmarin; Schafgarbe; Spiklavendel; Veilchen

Seele (reinigend)

Myrrhe; Neroli

Seelenöl

Neroli

Sehnenscheidenentzündung

Birke; Wintergrün

Sehvermögen/Sehkraft (stärkend)

Fenchel, süß; Ingwer

Selbstvertrauen/Selbstsicherheit/ Selbstbewusstsein

Angelikawurzel; Bergamotte; Birke; Bitterorange; Blutorange; Cassia; Ginster; Grapefruit; Jasmin; Kardamom; Karottensamen; Kiefernnadel; Kreuzkümmel; Lorbeerblätter; Mastix; Mimose; Patschuli; Pfeffer; Pfefferminze; Rosenholz; Rosmarin; Thymian; Weißtanne; Ylang-Ylang; Zeder (Atlas; Libanon)

Selbstzerstörung

Myrte

Sexualneurosen

Hopfen

sexuell anregend/ sexuelle Müdigkeit

Asant; Bohnenkraut; Ingwer; Kardamom; Nelke; Sandelholz; Vetiver

sexuelle Blockaden

Sandelholz

sexuelle Gefühlskälte

Ingwer; Vetiver

sexuelle Überaktivität (dämpfend)

Dill; Hopfen (bei Männern); Majoran; Minze; Weihrauch

sexuelle Unruhe

Lavandin; Lavendel, extra; Lavendel, fein; Spiklavendel

Sicherheitsgefühl (verleihend)

Cajeput

Silberfische (vertreibend)

Eukalyptus citriodora

Sinne (belebend)

Eisenkraut

sinnlichstimmend

Benzoe; Frangipani; Gartennelke; Ginster; Magnolienblüte; Nelke; Tuberose

Skorbut (gegen)
→antiskorbutisch

Sodbrennen
Baldrian; Beifuß; Kardamom; Pfeffer; Schinus molle

Sonnenbrand
Johanniskraut; Kamille, blau; Schafgarbe

Sonnenschutz
Immortelle

Sorgen
Petitgrain

Spannungen, nervöse
Akazienblüte; Eichenmoos; Galbanum; Immortelle; Ingwer; Litsea; Moschuskern; Rosengeranie; Rosenholz; Sandelholz; Styrax; Verbene; Vetiver; Wacholderbeere; Wacholderholz; Weihrauch; Zitronenverbene

spirituelle Öffnung
Amber; Styrax

Sportverletzungen
Thymian

Spulwürmer
Cajeput

stabilisierend
Angelikawurzel; Karottensamen; Koriander; Narde; Zimtblatt; Zimtrinde

Stärkung, körperliche
Alant; Balsamtanne; Bergamotte; Birke; Brennnessel; Buccoblätter; Cajeput; Copaiva; Costuswurzel; Douglasfichte; Elemi; Fenchel, süß; Fichtennadel; Galbanum; Grapefruit; Hemlocktanne; Himalajatanne; Indian Lime; Ingwer; Jasmin; Karottensamen; Lavandin; Lavendel, extra; Lavendel, fein; Lemongrass; Limette; Litsea; Majoran; Mandarine; Meerkiefer; Muskateller-Salbei; Muskatnuss; Narde; Petitgrain; Piment; Riesentanne; Ro-

senholz; Salbei; Sandelholz; Schafgarbe; Teebaum; Vetiver; Wacholderbeere; Wacholderholz; Weihrauch; Weißtanne; Wurmkraut; Zeder (Atlas; Libanon); Zitrone; Zypresse

Stärkung, seelische
Balsamtanne; Estragon; Copaiva; Gartennelke; Ingwer; Himalajatanne; Kampfer; Karottensamen; Kiefernnadel; Koriander; Lariciokiefer; Latschenkiefer; Lorbeerblätter; Melisse; Myrrhe; Myrte; Niaouli; Oregano; Patschuli; Salbei; Schopflavendel; Schwarzkümmel; Teebaum; Thymian; Tulsi; Wacholderbeere; Wacholderholz; Weihrauch; Weißtanne; Wintergrün; Zimtblatt; Zimtrinde; Zirbelkiefer

Sterbebegleitung
Iris

stimulierend
(= anregend) Cajeput; Estragon; Mastix; Moschuskern

stimmungsaufhellend/-anregend
Bergamotte; Champaca; Douglasfichte; Fichtennadel; Frangipani; Grapefruit; Hemlocktanne; Kakaoextrakt; Lavendelsalbei; Magnolienblätter; Magnolienblüte; Mairose; Mandarine; Narzisse; Osmanthus; Sandelholz; Tulsi; Vanille

Stimmungsschwankungen, nervös/gereizt
Baldrian; Copaiva; Grapefruit; Linaloe; Myrte; Petitgrain

Stimmbildung
Salbei

Stimmverlust
Myrrhe

Stirnhöhlenvereiterung/-entzündung
Angelikawurzel; Eukalyptus; Eukalyptus citriodora; Fichtennadel; Immortelle; Kamille, blau; Kamille, römisch; Kamille,

wild; Kiefernnadel; Majoran; Manuka; Melisse, indisch; Myrte; Niaouli; Oregano; Pfefferminze; Teebaum; Thymian; Tolu

Stirnhöhlenverschluss
Lärche

Stoffwechsel (fördernd)
Rosmarin

Stress/stressbedingte Beschwerden
Akazienblüte; Asant; Bergamotte; Bitterorange; Blutorange; Galbanum; Grapefruit; Kamille, römisch; Kamille, wild; Kardamom; Karottensamen; Krauseminze; Lemongrass; Mairose; Majoran; Melisse; Nana-Minze; Narde; Nelke; Orange; Perubalsam; Piment; Ravensara; Rosengeranie; Sandelholz; Spearmint; Styrax; Tulsi; Vanille; Verbene; Wacholderbeere; Wacholderholz; Weihrauch; Ysop; Zeder (Texas; Virginia)

Suchtprobleme
Vetiver

Syphilis
Petersilie; Weihrauch

T

Tagträumerei (mindernd)
Eisenkraut

Talgdrüsen (regulierend)
Palmarosa

Talgproduktion (vermindernd)
Zeder (Texas; Virginia)

Tantraöl
Sandelholz

Thalamusanregung
Grapefruit

Thrombose
(= Venenverschluss) Schafgarbe

Todesängste (mindernd)
Myrte

Toleranz (fördernd)
Anissamen; Vetiver

Toxinablagerung
(Toxin = Gift) Birke

Trägheit
Eukalyptus; Eukalyptus citriodora

Träume (anregend)
Cassia; Immortelle; Magnolienblüte; Muskateller-Salbei; Muskatnuss

Träume, schlechte
Kamille, römisch; Kamille, wild; Lavandin; Lavendel, extra; Lavendel, fein; Linaloe; Melisse; Schafgarbe; Spiklavendel; Vanille; Weißtanne

Trauer/Trauerbewältigung
Benzoe; Cistrose; Ginster; Iris; Mandarine; Melisse; Rose

Traurigkeit
Clementine; Orange; Petitgrain

Tropenfieber
Zimtblatt; Zimtrinde

Trost (spendend)
Honig; Rosengeranie; Zeder (Atlas; Libanon)

Trostlosigkeit
Bitterorange; Blutorange; Jasmin; Kardamom; Kiefernnadel; Lärche; Myrrhe; Pfeffer; Pfefferminze

Tuberkulose (gegen)
→antituberkulös

Tuberkulose (Nachbehandlung)
Douglasfichte; Fichtennadel; Hemlocktanne

Tumore (gegen)
→antitumorös

Typhus
Costuswurzel; Eukalyptus; Palmarosa

U
Übelkeit
Angelikawurzel; Baldrian; Basilikum; Bergamottminze; Fenchel, süß; Ingwer; Kalmus; Kamille, römisch; Kamille, wild; Koriander; Krauseminze; Lavandin; Lavendel, extra; Lavendel, fein; Lorbeerblätter; Mairose; Melisse; Muskatnuss; Nana-Minze; Nelke; Pfeffer; Pfefferminze; Piment; Rose; Rosenholz; Schinus molle; Spearmint; Spiklavendel

Überanstrengung/Überbelastung, geistige
Baldrian; Beifuß; Iris; Kümmel; Litsea; Majoran; Myrte; Opopanax; Petersilie; Petitgrain; Styrax

Überempfindlichkeit
Mimose

Überforderung, schulische
Mandarine; Myrte; Opopanax; Petitgrain

Überreizung, nervliche/ Überreiztheit
Beifuß; Lavandin; Lavendel, extra; Lavendel, fein; Moschuskern; Opopanax; Spiklavendel

Übersäuerung
Wiesenkönigin

Unausgeglichenheit, geistig/mental
Basilikum; Kamille, römisch; Kamille, wild; Kreuzkümmel; Kümmel; Linaloe; Muskateller-Salbei; Narde; Perubalsam; Zimtblatt; Zimtrinde

Unbeweglichkeit, geistige
Eukalyptus; Eukalyptus citriodora

Unruhegefühle
Baldrian; Eichenmoos; Hopfen; Kamille, römisch; Kamille, wild; Majoran; Manuka; Mastix; Teebaum; Ylang-Ylang

Unsicherheit
Angelikawurzel; Lärche; Lariciokiefer; Latschenkiefer; Myrte; Rosenholz; Weißtanne; Ylang-Ylang

Unterleibsbeschwerden
Ingwer; Melisse; Muskateller-Salbei; Myrte; Narde; Schafgarbe; Teebaum; Weihrauch

Unterleibsblutungen
Rosengeranie

Unterleibsoperationen (Nachbehandlung)
Ylang-Ylang

Unterleibsorgane (stärkend)
Galbanum; Melisse; Muskateller-Salbei; Narde; Weihrauch

Unternehmungslust
Thymian

Urin (Nachtröpfeln)
Ingwer

Urogenitalerkrankungen
Cassia

V
Vaginalpilz
Patschuli

Venenprobleme
Immortelle; Sandelholz; Zimtblatt; Zimtrinde; Zypresse

Verbissenheit
Orange

Verbrennungen
Balsamtanne; Eukalyptus; Immortelle;

Johanniskraut; Kamille, römisch; Kamille, wild; Lavandin; Lavendel, extra; Lavendel, fein; Nelke; Niaouli; Palmarosa; Patschuli; Rosengeranie; Spiklavendel; Teebaum; Thymian; Zirbelkiefer

Verdauung (anregend/-fördernd)

Ajowan; Angelikawurzel; Anissamen; Asant; Beifuß; Bergamotte; Bitterorange; Blutorange; Bohnenkraut; Brennnessel; Costuswurzel; Dill; Eisenkraut; Estragon; Galbanum; Ingwer; Kamille, blau; Kamille, römisch; Kamille, wild; Kardamom; Karottensamen; Koriander; Krauseminze; Kreuzkümmel; Kümmel; Kurkuma; Lavandin; Lavendel, extra; Lavendel, fein; Lavendelsalbei; Lemongrass; Liebstöckel; Limette; Litsea; Lorbeerblätter; Majoran; Mandarine; Minze; Muskateller-Salbei; Muskatnuss; Nana-Minze; Nelke; Neroli; Orange; Palmarosa; Patschuli; Petersilie; Petitgrain; Pfeffer; Rosmarin; Salbei; Schafgarbe; Schwarzkümmel; Sellerie; Spearmint; Tulsi; Verbene; Weihrauch; Wurmkraut; Ysop; Zimtblatt; Zimtrinde; Zitrone; Zitronenverbene; Zwiebel

Verdauungsstörungen

Alant; Bitterorange; Bohnenkraut; Costuswurzel; Dill; Fenchel, süß; Indian Lime; Kalmus; Kamille, römisch; Kamille, wild; Koriander; Krauseminze; Kreuzkümmel; Kümmel; Kurkuma; Lavandin; Lavendel, extra; Lavendel, fein; Mandarine; Myrrhe; Nelke; Orange; Petitgrain; Pfefferminze; Rosmarin; Spearmint; Spiklavendel; Thymian; Ysop; Zimtblatt; Zimtrinde

Verdauungsstörungen, nervöse

Baldrian; Hopfen

Vereiterungen

Elemi

Vergangenheitskonflikte/ -bewältigung

Cassia

Vergiftung (gegen)

→antitoxisch

Verhärtung, seelische

Cassia; Galbanum

verjüngend

Rosmarin

Verkrampfung, seelische

Frangipani; Jasmin; Zimtblatt; Zimtrinde

Vernunft (fördernd)

Minze

Verschleimung (Brust; Lunge, Atemwege)

Angelikawurzel; Anissamen

Verschlossenheit

Honig; Jasmin

Verspannungen

Clementine; Mandarine; Petitgrain; Sumpfkiefer; Weißtanne; Ylang-Ylang

Verstauchungen

Eukalyptus; Immortelle; Ingwer; Jasmin; Kampfer; Kamille, römisch; Kamille, wild; Lorbeerblätter; Majoran; Nelke; Pfeffer; Schinus molle; Spiklavendel; Thymian; Vetiver

Verstimmung

Cistrose

Verstopfung

Asant; Bitterorange; Blutorange; Eisenkraut; Fenchel, süß; Lemongrass; Majoran; Orange; Pfeffer; Schinus molle; Weißtanne

Verzweiflung

Myrte; Neroli

Viren (gegen)

→antiviral

Virusinfektionen

Basilikum; Bergamotte; Cajeput; Citronella; Cistrose; Costuswurzel; Eisenkraut; Estragon; Eukalyptus; Eukalyptus citriodora; Indian Lime; Kampfer; Kardamom; Kiefernnadel; Lariciokiefer; Latschenkiefer; Lemongrass; Limette; Lorbeerblätter; Mairose; Majoran; Melisse; Melisse, indisch; Nelke; Niaouli; Patschuli; Pfeffer; Ravensara; Schinus molle; Teebaum; Ysop

vitalisierend

Copaiva; Douglasfichte; Fichtennadel; Hemlocktanne; Koriander; Mandarine; Myrrhe

Völlegefühl

Angelikawurzel; Kiefernnadel; Kümmel; Weißtanne

W, Y

wärmend

Angelikawurzel; Anissamen; Dill; Koriander; Zeder (Atlas; Libanon)

wärmend, geistig-seelisch

Cassia; Fenchel, süß; Jasmin; Kamille, römisch; Kamille, wild; Mimose; Opopanax; Orange; Schwarzkümmel; Vanille; Zimtblatt; Zimtrinde

Wahrhaftigkeit (stärkend)

Koriander

Warzen

Indian Lime; Knoblauchzwiebel; Limette; Nelke; Santolin; Teebaum; Thymian; Zimtblatt; Zimtrinde; Zitrone

Wasseransammlung/wassertreibend

Birke; Bitterorange; Blutorange; Fenchel, süß; Karottensamen; Lemongrass; Liebstöckel; Meerkiefer; Orange; Rose; Sellerie; Thymian; Wacholderbeere; Wacholderholz; Wiesenkönigin; Zypresse

Wechseljahresbeschwerden

Angelikawurzel; Fenchel, süß; Kamille, blau; Kamille, römisch; Kamille, wild; Melisse; Muskateller-Salbei; Rosengeranie; Ylang-Ylang

Wehen (fördernd)

Eisenkraut; Jasmin; Nelke; Petersilie; Zimtblatt; Zimtrinde

Wehenschmerzen

Muskateller-Salbei; Nelke

Weinerlichkeit

Fenchel, süß; Muskateller-Salbei

Weißfluss

Eukalyptus; Lavandin; Lavendel, extra; Lavendel, fein; Mairose; Majoran; Mastix; Meerkiefer; Muskateller-Salbei; Rose; Rosmarin; Spiklavendel; Wacholderbeere; Wacholderholz; Weihrauch; Zeder (Atlas; Libanon); Zeder (Texas; Virginia); Zimtblatt; Zimtrinde

Weite (das Gefühl erzeugend)

Eukalyptus

Wespenstiche

Zimtblatt; Zimtrinde

Wetterfühligkeit

Hopfen; Melisse; Minze

Willenskraft (verleihend)

Thymian

Windpocken

Eukalyptus; Eukalyptus citriodora; Kardamom

Winterdepressionen

Heu; Indian Lime

Wochenbettdepressionen

Vetiver

Wunden/wundheilend, körperlich

Amber; Balsamtanne; Benzoe; Bergamotte; Cistrose; Eichenmoos; Elemi; Eukalyptus; Eukalyptus citriodora; Galbanum; Immortelle; Johanniskraut; Kamille, blau; Kamille, römisch; Kamille, wild; Kardamom; Knoblauchzwiebel; Lavandin; Lavendel, extra; Lavendel, fein; Linaloe; Lorbeerblätter; Majoran; Manuka; Mastix; Myrrhe; Nelke; Niaouli; Patschuli; Perubalsam; Quendel; Rose; Rosengeranie; Rosenholz; Rosmarin; Salbei; Spiklavendel; Styrax; Teebaum; Tolu; Vetiver; Wacholderbeere; Wacholderholz; Weihrauch; Ysop; Zirbelkiefer

Wunden/wundheilend, seelisch
Iris; Rose

wurmtreibend/Würmer
Alant; Balsamtanne; Beifuß; Bergamotte; Bohnenkraut; Brennnessel; Cajeput; Citronella; Dill; Estragon; Eukalyptus; Fenchel, süß; Kalmus; Kampfer; Kamille, blau; Kamille, römisch; Kamille, wild; Karottensamen; Kiefernnadel; Knoblauchzwiebel; Meerkiefer; Melisse; Niaouli; Oregano; Pfefferminze; Quendel; Santolin; Spiklavendel; Tagetes; Thymian; Tolu; Vetiver; Wacholderbeere; Wacholderholz; Wurmkraut; Ysop; Zimtblatt; Zimtrinde; Zirbelkiefer; Zitrone; Zwiebel

Wut
Melisse

Yogaöl
Fichtennadel; Kreuzkümmel; Kümmel; Lavandin; Lavendel, extra; Lavendel, fein

Z
Zaghaftigkeit
Lärche; Zypresse

Zahnfleischbluten
Kamille, blau; Myrrhe

Zahnfleischentzündung/ -vereiterung
Brennnessel; Fenchel, süß; Kamille, blau;

Manuka; Myrrhe; Opopanax; Orange; Rosengeranie; Styrax; Zypresse

Zahnungsschmerzen
Kamille, blau; Kamille, römisch; Kamille, wild; Majoran

Zahnschmerzen
Cajeput; Estragon; Kamille, blau; Kamille, römisch; Kamille, wild; Kreuzkümmel; Kurkuma; Minze; Muskateller-Salbei; Myrrhe; Nelke; Pfefferminze; Quendel; Ysop; Zimtblatt; Zimtrinde

Zeckenbisse
Lemongrass; Majoran; Teebaum

Zellen (regenerierend)
(= erneuernd) Kamille, blau; Lavandin; Lavendel, extra; Lavendel, fein; Neroli; Palmarosa; Patschuli; Rosenholz; Spiklavendel; Ylang-Ylang

Zellen (schützend)
Oregano; Rosmarin; Weihrauch

Zellschädigung
Koriander; Minze

Zellulitis
Bergamotte; Birke; Bitterorange; Blutorange; Fenchel, süß; Grapefruit; Indian Lime; Kreuzkümmel; Limette; Orange; Oregano; Petersilie; Rosengeranie; Rosmarin; Schafgarbe; Thymian; Wacholderbeere; Wacholderholz; Wiesenkönigin; Zitrone; Zypresse

Zerrungen
Immortelle; Ingwer; Johanniskraut; Lemongrass; Majoran; Verbene

Zielbewusstsein (stärkend)
Thymian

Zittern, inneres
Muskatnuss

Zuckungen, krampfartige:
Asant

Zuckungen, nervöse
Baldrian; Majoran

Zufriedenheit (verleihend)
Kiefernnadel; Nelke

Zukunftsperspektiven (öffnend)
Ingwer

Zuversicht (schenkend)
Bitterorange; Blutorange; Jasmin; Kardamom; Kiefernnadel; Lärche; Myrrhe; Pfeffer; Pfefferminze; Zeder (Atlas; Libanon); Zypresse

Zwänge, geistig-seelisch
Amber

Zwischenblutungen
Weihrauch; Zimtblatt; Zimtrinde

Quellenverzeichnis

Andres, Inge: Gesundheit und Wohlbefinden durch Aromen und Düfte. Niedernhausen, 1994

Asjes, Ellen: Heilende Öle und Essenzen. Braunschweig, 1991

Bonya, Melissa: Erotische Düfte. Woldert, 2002

Braunschweig, Ruth v.: Pflanzenöle. München, 1998

Cunningham, Scott: Weihrauch, Aromaöle und magische Rezepturen. München, 2001

Davis, Patricia: Aromatherapie von A–Z. München, 1988

Devereaux, Charla: Aromatherapie – Die heilenden Düfte. München, 1994

Drury, Nevill & Susan: Handbuch der heilenden Öle. Aitrang, 1989

Dunwich, Gerina: Liebeszauber. Niedernhausen, 1997

Enz, Margit: Aromatologie. Sulzberg, 2001

Fischer-Rizzi, Susanne: Himmlische Düfte. München, 1989

Fischer-Rizzi, Susanne: Aroma-Massage. München, 1993

Fischer-Rizzi, Susanne: Poesie der Düfte. München, 1989

Gümbel, Dr. Dietrich: Ganzheitliche Therapie mit Heilkräuter-Essenzen. Heidelberg, 1984

Haymann, Ryan: Das große Handbuch der Aromatherapie. München, 1993

Jerman, Iris: Immer der Nase nach. Kaufbeuren, 1994

Jerman, Iris: Aromatherapie für Schulkinder. Sulzberg, 1994

Jünemann, Monika: Verzauberte Düfte. Aitrang, 1988

Kapschinski, Claudia: 1001 Rezepte für eine schöne Haut. Niedernhausen, 2001

Keller, Erich: Die Welt der Düfte. Kreuzlingen, 1990

Keller, Erich: Das Handbuch der ätherischen Öle. München, 1989

Keller, Erich: Düfte bewußt erfahren und nutzen. Bern, 1995

Keller, Erich: Duft und Gemüt. Münsingen, 1991

Kettenring, Maria: Raum-Düfte. Sulzberg, 1991

Kraus, Michael: Ätherische Öle für Körper, Geist und Seele. Pfalzpaint, 1991

Kraus, Michael: Aromatherapie für jeden Tag. Pfalzpaint, 1989

Kühni-Ramisch, Werner: Sanftes Heilen mit edlen Düften. Heidelberg, 1993

Lavabre, Marcel: Mit Düften heilen. Freiburg, 1994

Lawless, Dr. Julia: Aromatherapie. Köln, 1991

Lawless, Dr. Julia: Enzyklopädie der Aromaöle. München, 1996

Maury, Marguerite: Das Geheimnis der Aromatherapie: Aitrang, 1990

Metcalfe, Joannah: Wohlfühlen durch die Kraft der ätherischen Öle.
Weil der Stadt, 2001

Meyer, A.: Lexikon der Düfte. Lemgo, 1991

Ody, Penelope: Naturmedizin Heilkräuter. München, 2000

Röber/Fritz/Naumann: Bertelsmann Gartenlexikon. München, 1991

Rombach, Jürgen: Taschenlexikon der natürlichen ätherischen Öle.
Zwingenberg, 1993

Samel, G./Krähmer, B.: Heilende Energie der ätherischen Öle.
München, 2001

Stadelmann, Ingeborg: Bewährte Aromamischungen. Ermengerst, 2001

Stead, Christine: Aromatherapie. Düsseldorf, 1987

Tisserand, Maggie: Das Geheimnis wohlriechender Essenzen.
Haldenwang, 1985

Tisserand, Robert: Aroma-Therapie. Freiburg, 1980

Tisserand, Robert: Das Aromatherapie Heilbuch. Aitrang, 1990

Tisserand, Robert: Das ist Aromatherapie. Freiburg, 1993

Weishammer, Rainer Maria: Verführen und Heilen mit Düften.
München, 1999

Whitton, Shirley: Ätherische Öle & Essenzen. London, 1995

Winter M./Kraus, M.: Kinderaromatherapie. Pfalzpaint, 1994

Wollner, Fred: Duftführer. Börwang 1992

Worwood, V. W.: Liebesdüfte. München, 1990

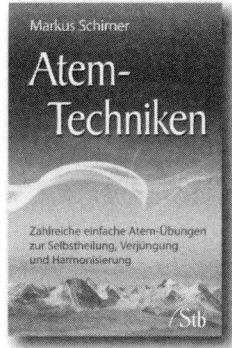

Markus Schirner
Atem-Techniken
Zahlreiche einfache Atemübungen zur Selbstheilung, Verjüngung und Harmonisierung

144 Seiten
ISBN 978-3-8434-4535-1

Markus Schirner beschreibt in diesem Buch zahlreiche Atemtechniken, die leicht erlernbar und für jeden durchführbar sind. Es ist ein reines Praxisbuch und mit gerade so viel Hintergrundwissen versehen, dass man versteht, wie wichtig der Atem für das eigene Wohlbefinden ist. Im Anhang des Buches findet der Leser einen Überblick darüber, welche Atemtechnik welche Körperfunktion und Befindlichkeit unterstützt.

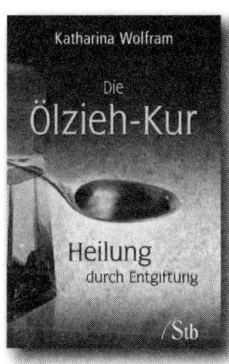

Katharina Wolfram
Die Ölzieh-Kur
Heilung durch Entgiftung

118 Seiten
ISBN 978-3-89767-606-0

Allergien, chronische Müdigkeit, schlechte Haut sind nur einige Symptome einer Vergiftung des Körpers mit Stoffwechselschlacken. Sensationelle Erfolge bei der Entgiftung des Organismus werden mit der unkomplizierten Ölzieh-Kur erreicht, die jeder zu Hause selbst durchführen kann. Die bewährte Methode der Volksmedizin, die derzeit einen Boom erlebt, wird hier erstmals im Zusammenhang dargestellt.

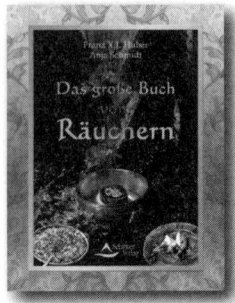

Franz X. J. Huber • Anja Schmidt
Das große Buch vom Räuchern

300 Seiten
ISBN 978-3-89767-138-6

Düfte überwinden die Barriere des Verstandes, dringen unmittelbar in die innere Erlebniswelt vor und können dort ihre wohltuende Wirkung entfalten. Hölzer und Harze, Wurzeln und Blüten: Räucherwerk der unterschiedlichsten Art ist ein machtvolles Werkzeug. So kann es dabei helfen, zu entspannen, zu genießen, zur Ruhe zu kommen, Stille zu finden, Abstand zu gewinnen, aber auch, die Achtsamkeit zu fördern, die Sinne zu schärfen und die Kraft der Vision zu entwickeln. Über 70 Rezepte für verschiedene Lebenssituationen finden Sie in diesem Buch.

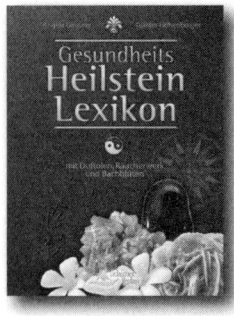

Angela Gentner • Günter Hohenberger
Gesundheits-Heilstein-Lexikon
mit Duftölen, Räucherwerk und Bachblüten

400 Seiten
ISBN 978-3-89767-376-2

Dieses umfangreiche Lexikon stellt über 250 Heilsteine vor. Der Leser erhält Informationen über ihre Wirkung auf Körper, Geist und Seele sowie praktische Tipps zu Anwendung, Reinigung und Pflege der Steine.

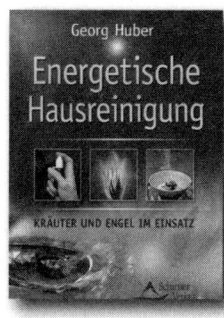

Georg Huber
Energetische Hausreinigung
Kräuter und Engel im Einsatz

96 Seiten
ISBN 978-3-89767-396-0

Dieses kompakte Büchlein zeigt Ihnen, wie Sie Ihre Wohnung so reinigen können, dass Sie sich wieder pudelwohl fühlen. Eine positive Stimmung in Ihrem Haus überträgt sich auf Sie und gibt Ihnen Kraft und das Gefühl von Geborgenheit. Ein einfaches Reinigungsritual, das aus sechs leicht zu erlernenden Schritten besteht, zeigt Ihnen den Weg, wie Sie sehr effektiv eine regelmäßige Hausreinigung durchführen können. Sei es mithilfe von Energiesprays, Räucherstoffen, Energiesymbolen, Klängen oder Meditationen mit der Violetten Flamme.

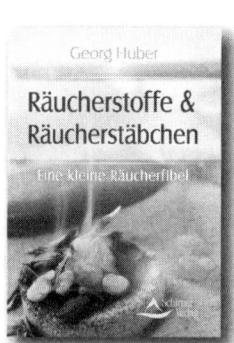

Georg Huber
Räucherstoffe & Räucherstäbchen
Eine kleine Räucherfibel

112 Seiten
ISBN 978-3-89767-858-3

Diese kleine Räucherfibel vereint alles Wissenswerte über die Welt des Räucherns: die wichtigsten Methoden des Räucherns sowie Anleitungen für den Umgang mit unterschiedlichen Gefäßen. Auch eine Vielzahl von Pflanzen, Hölzern, Harzen und deren Wirkungen werden Ihnen vorgestellt. Das Herzstück des Buches bildet die Räucherung mit Stäbchen und Kegeln. Der Autor erklärt Ihnen diese einfache Form des Räucherns und die unterschiedlichen Qualitätsstufen des Räucherwerks ausführlich. Außerdem lernen Sie, Räucherstäbchen, kegel und -papier auf leichte Weise selbst herzustellen.